轻松平安产褥期
从分娩到产褥

苗秀影 邬明朗 编著
李思浔 编绘

电子工业出版社
Publishing House of Electronics Industry
北京·BEIJING

《婴幼儿照护与安全系列》编委会

（以姓氏笔画为序）

主任委员：

邬明朗

副主任委员：

杨志彬　罗　静

委员：

于胜军　方邓兴　冯书改　权智勇　孙伟文　李　妍　李思浔　李爱临
李　颖　张凤春　张　楠　陈丽娜　苗秀影　徐伟宏　郭晶晶　梁　莹
章晓红

顾问专家：

万选蓉　张思莱　杨玉凤　杨荣强　郭建军　蒋佩茹　傅　平　戴淑凤

前　言

花香浮动，月华如水，有一个小生命悄然来临。

每一位女性都曾想象过和所爱的人孕育一个孩子，而当验孕试纸上的一条杠变成了"中队长"时，你的第一反应是什么呢？惊讶、慌乱？还是高兴得大叫，因幸福来得太突然而不知所措？抑或，你早已期盼了许久，虽然还未曾见到宝宝的样子，但从这一刻起就已经深深地爱上了他。

孩子，感谢上天宽宥，将你"送"到我们家，感谢你选择了我们做你的爸爸妈妈！孩子，因为你的降生，这一天成了一个美丽的日子。从此，世界多了一抹诱人的色彩，我们生命的画面也增添了许多美好的回忆，似锦如织。你的到来，点亮了我们的生命，为我们的生活赋予了全新的意义。

一个小生命在为一个家庭带来喜悦的同时，新手父母也不禁陷入了慌乱、忙碌、无助或是焦虑。此书以漫画配文的形式，给你放松和快乐，让我们用轻松平和的心态来适应并进入准父母的角色吧！

为了保证新生儿的健康，确保准妈妈分娩期的平安健康与产褥期康复得良好顺利，此书以不同于上一辈的观念和诉求，为实现分娩期与产褥期养护的最优化，为读者提供科学的、系统的、简明实用的护理知识，以专业的文字内容和生动诙谐的插图，轻松化解新手父母的所有疑惑。

谨以此书献给新手父母们。本书也可作为孕婴童产业和服务业人员提高自身职业素质的自学教材，以及职业院校学前教育专业和早教专业师生的培训教材。

随后，我们还将为父母们提供0~6岁儿童发展的系列读本，内容涉及陪伴、营养、心理、体能、智能、游戏、测评、产品选购等，形成一套较为完整的早期儿童健康与安全丛书。

愿天下的宝宝都有完美的生命初始，愿每一位父母都有长情的亲子陪伴。

诚挚感谢知名妇产科专家蒋佩茹教授对本书编写工作的指导，以及冯书改、章晓红医生对本书的支持。

目录
CONTENTS

前言

翘首以待的分娩期

第一节 了解分娩前注意事项,积极准备 10

第二节 顺利生育宝宝,安全度过分娩期 28
一、顺产知识 28
二、其他分娩知识 50

第三节 认识分娩风险,规避风险,安全分娩 58
一、正常情况下,常见的分娩危险 58
二、难产,常见的分娩危险 70

水到渠成的产褥期

第一节 了解护理知识,顺利度过产褥期 88

一、产褥期的伤口护理 88

二、产褥期常见现象 98

三、产褥期哺乳须知 130

四、产褥期受风危害大 138

五、产褥期清洁小妙招 144

第二节 完成身体恢复,加快恢复进程 150

一、产褥期饮食助力产后恢复 150

二、产褥期体形恢复 160

三、产褥期避免夫妻同房 174

四、产褥期情绪调节 182

五、辅助方式加速恢复进程 186

PART 1
翘首以待的分娩期

十月怀胎一朝分娩,经历了无数的艰辛和磨难,准爸爸、准妈妈终于要和宝宝见面了。所谓好事多磨,看似容易,实则也是困难重重,准妈妈可要做好心理准备哦。

第一节

了解分娩前注意事项，积极准备

01. 分娩前有征兆，准妈妈早知道

准妈妈都想知道哪些症状预示即将临产。了解分娩进程，尤其是分娩前的症状有利于缓解准妈妈的紧张心情，更好地进行身心准备。较为常见的分娩前症状为见红、破水、阵痛，并伴有上腹部突感较前轻松、下腹部受压等感觉。

随着分娩时间的临近，子宫分泌的黏液越来越多，并随着子宫内胎膜和宫壁的分离，准妈妈出现了见红的情况，见红往往是分娩前较为明显常见的症状；随着子宫腔内压力逐渐增大，当内压力增加到一定程度时，致使胎膜破裂，羊水从阴道流出，出现破水情况；然后子宫收缩，并伴随着间歇性剧烈疼痛，出现阵痛的情况，每次阵痛的时长大约为30秒，间隔约10分钟，离分娩时间越近，准妈妈的阵痛时长越长，间隔时间越短。

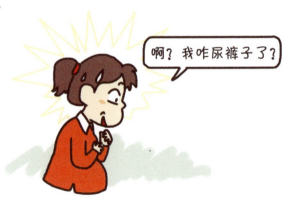

见红、破水和阵痛是分娩前最为常见的症状，往往预示着宝宝即将降临，但其实早在临产前两周准妈妈的子宫底就出现了下降的情况，致使下腹部坠胀。随着子宫底下降程度的加大，准妈妈出现腰酸腿痛、尿频等分娩前的症状。

了解分娩前的症状能够更好适应分娩进程，避免过于忧虑而影响身心状态，有的准妈妈一旦出现见红就比较紧张。正常情况，见红到正式分娩还间隔一段时间，但如果准妈妈出现大量出血的情况，就要立刻就医及时检查，避免危险的发生。

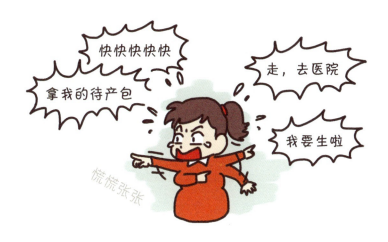

02 产前忧郁症，不是一句"想开点"就能解决的

相信准妈妈们对产前忧郁症并不陌生，虽未身处其中却已倍感忧心。准妈妈们在孕育宝宝的过程中会出现一系列的身心变化，有的能自然过渡，而有的则变得焦虑、烦躁易怒、沉默寡言、性格孤僻，严重的甚至会出现自杀的念头和行为。如果出现这种情况，那么您可能患上了产前忧郁症，一定及早到心理门诊进行咨询。

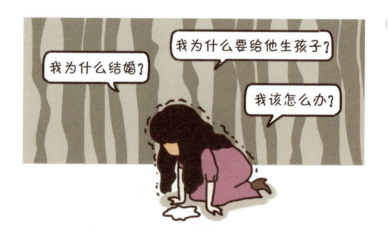

怀孕后的身体激素发生变化，导致孕妇调节消极情绪的能力下降，使其更容易产生焦虑和抑郁情绪。再加上家人特别是丈夫的粗心和冷漠，加剧了其消极情绪的程度，社会支持的缺乏给其带来了巨大的心理压力，使其在消极情绪的泥潭里无法挣脱，最终导致产前忧郁症的出现。尤其之前有过痛苦孕育经历的孕妇来说，患产前忧郁症的概率就更大了。

产前忧郁症不仅伤害准妈妈和宝宝的身心健康，同时也影响分娩进程。研究发现，焦虑情绪增加体内肾上腺素的分泌，使准妈妈出现代谢性中毒，进而导致其自主神经紊乱、宫内缺氧，严重时还会造成难产等。

为了准妈妈和宝宝的身心健康，也为了保证分娩的顺利进行，首先，准妈妈应当在产前做好身心准备，及时调整心态应对不良刺激，保证自己以一个平和、轻松的心态应对分娩；其次，学习妊娠及分娩相关知识，掌握应对突发事件的技巧，做到心中有数；最后，询问有经验人的意见，保证规律的饮食起居，培养自己的兴趣爱好，平衡心态，释放压力，为自己的消极情绪寻找出口。

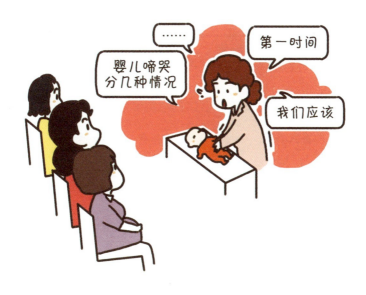

03 产前筛查意义大,疏忽大意可不行

十月怀胎一朝分娩,看似简单,实则磨难重重。分娩前为了确保宝宝的发育健康准妈妈也需要进行各种检查。产前筛查就是一种帮助准妈妈预测宝宝是否健康的好方法,筛查项目包括21-三体综合征(唐氏综合征,即先天愚型)、18-三体综合征和神经管缺陷。通过产前筛查,医生可以帮助准妈妈判断宝宝患有此3种疾病风险的概率。

唐氏综合征 生长迟缓、智力障碍

扁平脸、斜视
短鼻子、眼距宽
深双眼皮、眼角上挑

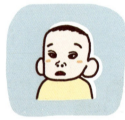

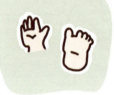

手掌较宽、手指短
小指缺少一节关节
手掌纹呈猿型
第一与第二脚趾间隔大

产前筛查极为重要,以唐氏综合征(先天愚型)的筛查为例。准妈妈在孕早期和孕中期完成筛查,医生通过对筛查结果和准妈妈预产期、体重、年龄和孕周综合因素的判断,确定宝宝患有唐氏综合征的概率。一旦发现宝宝有很大的概率存在先天缺陷的危险,再进一步确诊,则早早进行羊水穿刺,及时的干预可预防异常胎儿的出生。从长远的角度来看,这是对准妈妈、宝宝和家庭负责任的做法。

准妈妈在孕 11 周左右就可以开始进行产前超声筛查,随后进行其他项目的产前筛查,总的费用一般不会太高,不会给家庭增加太大的经济负担。

虽然产前筛查的结果只是表明宝宝患有高危疾病的概率,但是准妈妈们也不要因此抱着侥幸的心理,觉得无关紧要,疏忽大意,最后造成无可挽回的悲剧,还是要摆正心态,听从医生建议,积极进行产前筛查,根据结果进行正确选择。

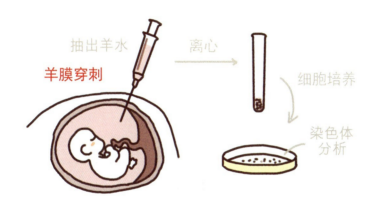

04 产前运动越有效,分娩过程越顺利

产前进行科学的运动有利于准妈妈分娩,如通过增加骨盆腔和产道肌肉的弹性可以减轻准妈妈生产时的阵痛、减少产道的裂伤和出血,缩短分娩时间。

从运动的功能上看,可将产前运动划分为会阴肌运动、腹肌运动。会阴肌运动的功能主要是增加会阴肌肉的韧性。准妈妈在床上仰卧,双脚屈曲并微微张开,收缩骨盆底的会阴肌肉4秒,然后舒张骨盆底的会阴肌肉4秒,反复10次即可。腹肌运动的功能是矫正腰部和骨盆的姿势,准妈妈在床上仰卧,双膝屈曲,将腹部及臀部肌肉收缩至腰部并压在准爸爸的手上,放松5秒后再伸直双脚5秒,重复5次即可,中途可休息。

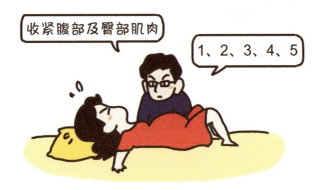

从运动的方式上看，可将产前运动划分为有氧运动和无氧运动。有氧运动如游泳，准妈妈在游泳过程中可以减轻腰部压力，纠正胎儿异常，促进盆腔的血液循环，增加新陈代谢，促进宝宝的神经发育，缩短分娩过程，还可以降低难产概率。无氧运动如哑铃，准妈妈可以选取小重量的哑铃进行托举并配合呼吸，锻炼臂力，控制体重，增强腹肌功能和腰部柔软性，有利于准妈妈顺利分娩。

虽然建议准妈妈进行适当的、科学的产前运动，但是也要根据自己的实际情况进行选择，有的孕妈妈体质较弱，强行运动不仅不利于分娩反而会发生危险。因此，在进行运动前要征询医生的建议，切不可自作主张，并且在进行产前运动时要保持室内空气流通，不要过于劳累，贵在坚持。

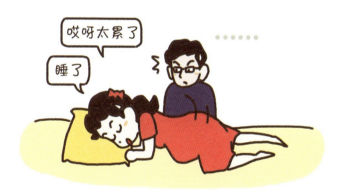

05 所需品准备齐全，有备无患

准妈妈入院待产前需要准备一些自己的必需品、宝宝必需品和入院所需品。考虑到早产的可能性，准妈妈最好从怀孕 7 个月就开始准备，避免临产时手忙脚乱。

准妈妈必需品：

开襟外衣：根据天气情况进行适当调整，天气热时出汗多要准备些棉质、轻薄透气的睡衣；天气较凉时要准备些保暖的外衣。

内裤：产后恶露较多，为了保持清洁卫生，可以多备几条来更换。

产妇护理垫：准妈妈需准备，尤其剖宫产后可用来帮助准妈妈隔离恶露。

拖鞋：拖鞋在选择上以柔软、防滑为主。

哺乳文胸：为了方便准妈妈给宝宝喂奶，可以选择前开式或吊带式的文胸。

产妇卫生巾：因为准妈妈产后私处容易出现湿疹或受细菌感染，所以使用产妇卫生巾来保持干爽清洁。

洗漱用品：牙刷、脸盆、香皂等，特别是毛巾要多准备几条，好用来清洁不同的位置。

餐具：饭盒、筷子、勺子、保温杯等，为了喝水、喝汤方便也可以准备一些带弯头的吸管。

其余用品：根据自身需求进行适当采购。

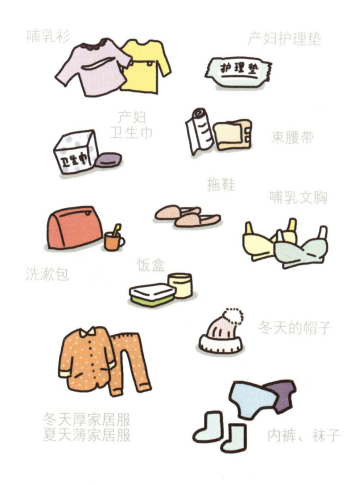

宝宝必需品：

新生儿衣服：根据季节情况，采购适合厚度的小哈衣。

纸尿裤：一般情况，新生儿宝宝的用量大约是 8~10 片/天，可根据实际情况随时采购。

抱被：夏季可以避免受凉，冬季可以保暖。

其余用品：玻璃奶瓶、奶粉、奶瓶刷等其他所需用品可根据自身需求进行适当采购。

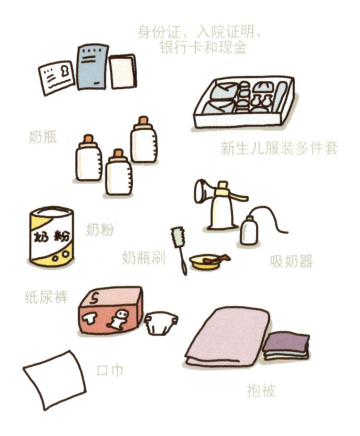

入院必需品：

入院证明：医院就诊卡、母子健康手册、身份证、新生儿准生证、户口本等。

银行卡和现金：多准备一些，以免用时不够。但要安全存放。

补充体力食品：比如巧克力及功能性饮料等。

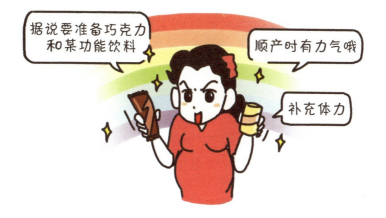

06 选择适合自己的催产方式

准妈妈可以采用一些催产方式来帮助自己分娩，较为常见的有自然催产、机械催产、药物催产3种方式。

自然催产是一种较为安全的催产方式。准妈妈通过按摩乳头及其四周来刺激乳头，进而促进催产素的分泌，催产素分泌的增加加速了准妈妈的分娩进程。具体方法：准妈妈用一只手掌罩住乳房，另一只手掌心顶住乳房边缘并从外侧向内侧缓缓按摩，然后反方向（从内测向外侧）进行，反复重复按摩。

对于那些宫颈尚不成熟、产程还未开始的准妈妈，机械催产是一种相对有效且安全的催产方式。机械催产是通过胎膜剥落的方式进行，宝宝在胎膜剥落的外力作用下，加速了进入宫颈的进程，达到催产的效果。当然机械催产是要在医生的指导下进行的。

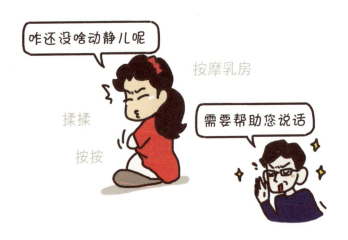

对于采用自然催产、机械催产未起作用，却仍想要自然分娩的准妈妈，只能在医生的建议和指导下采用药物催产的方式。药物催产是通过注射催产素来加速准妈妈的子宫收缩和宫颈扩张，促进准妈妈的宫颈成熟，从而达到催产效果。

一般而言，医生都会建议准妈妈采用自然分娩的方式结束本次妊娠。当有适应证需要加速分娩进程时，会采用适当的催产方式。比如，对于产程还未开始宫口未开的准妈妈，医生可采用阴道塞药，松弛宫颈、扩展宫口，或静脉滴注催产素引起子宫收缩来催产。当然这些方法应用前，医生会根据孕妇骨盆测量值大小，充分评估胎儿体重及头围的前提下进行。

对于已进入产程，宫口已开、胎头明显下降的准妈妈，医生可能会采用人工破膜的方法催产。

特别提醒：在催产过程中，准妈妈一定要配合医生，一旦出现突发情况要听从医生建议，及时改变分娩方式终止妊娠。

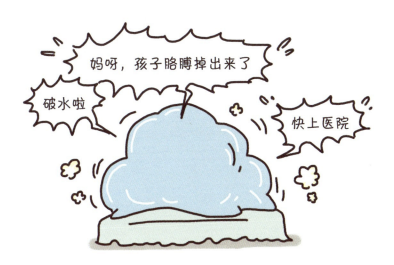

07 分娩医院种类多，依据情况做选择

在生育宝宝前，准妈妈及其家人还需要考虑在哪里进行分娩。大部分准妈妈的产检医院就是其分娩医院。其实，分娩医院根据类型不同可分为综合医院、妇幼保健医院和私立医院。准妈妈及其家人可根据自己的实际情况进行选择。

综合医院顾名思义是综合类型的医院。这类医院的医疗设施和各医院科室比较齐全，医务人员也都比较充足，准妈妈一旦出现突发的并发症能够及时得到治疗。但综合医院没办法提供单独的病房来分娩，而且就诊病人较多，候诊、排队等待的情况时常发生，比较耗费精力及时间。

妇幼保健医院，院如其名，在分娩这件事情上更为专业，设备和医疗上都更为全面和专业，可以对准妈妈进行从饮食、护理等多方面的专业照顾，而且妇幼保健医院对于处理分娩突发事件有较多的经验，很多准妈妈也都选择在妇幼保健医院产检及分娩。

相比于以上两种类型的医院，准妈妈在私立医院能够得到更加周到的服务。有的私立医院从产检到分娩都有专门的医生负责并且会有 1~2 名护士专门陪同，当然私立医院的费用也相对较高，准妈妈及其家人可以根据自身情况进行选择。

分娩医院的选择第一要素就是安全，毕竟生宝宝对于准妈妈和家人都是一件大事，稍有疏忽可能会造成妈妈或宝宝的危险，选医院切不可疏忽大意。

- 综合医院：全面、人多
- 妇幼保健院：专业、人多
- 私立医院：环境好、贵、发生其他病症应对不了

08 准爸爸陪产须知

准妈妈经历了十月怀胎的艰辛，终于要分娩了，陪产也是分娩期间不可缺少的部分。

一些准妈妈在分娩时会比较慌乱，很多事情需要准爸爸来操心和准备，因此提前了解需要准备什么东西，哪些东西可以用，怎么用特别重要。尤其是对于第一次生育的夫妻，做好功课会事半功倍，避免造成手忙脚乱的情况。

对于哪些需要的文档，如孕检资料、身份证、就诊卡，当然还有钱都要提前准备好，以便随时出发去医院，以免准妈妈分娩症状出现时准爸爸不能很好地左右照料而缺东少西。最为重要的是，陪产时给予准妈妈的心理安慰。每个人的疼痛感受并不相同，有的准妈妈甚至痛不欲生，陪产的准爸爸在给予鼓励的同时还要适当地帮助爱人积攒力量，采用各种方式来帮助准妈妈进行顺利分娩。

陪产看似简单，实则不然。不仅准爸爸要陪在准妈妈身边，而且临产前要做好准备，临产时要帮助她一起完成分娩，产后更要照顾妻子的情绪。这是一个全方位的过程，需要准爸爸用心体会并且用心完成。

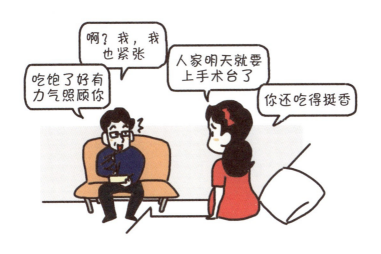

当宝宝出生后,妈妈和爸爸会觉得所有的艰辛和努力都是值得的。幸福夫妇还有宝宝开始进入全新的生活,感受到前所未有的快乐,当然还会有一些小烦恼要去处理。

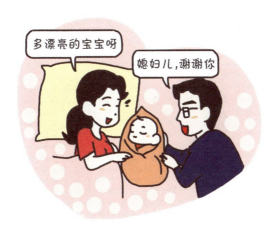

第二节

顺利生育宝宝，安全度过分娩期

一、顺产知识

01

分娩前注意事项

顺产对女性的身体损害小、产后的恢复较快，更有利于宝宝的成长发育。所以只要身体条件允许，都建议采用顺产的分娩方式。但顺产前有一些事项需要注意。

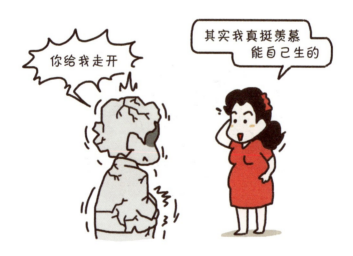

① 为了防止产妇子宫收缩和胎儿下降受阻影响顺产进程，产妇在产前要勤排小便避免膀胱过于膨胀导致受阻。

② 产妇需要保存大量的体力来应对顺产，因此要注意休息并在产前进行适当运动，增强身体素质。在顺产的宫缩间歇休息时，产妇不要过于喊叫，要节省体力，在胎膜未破之前可以下床走动，来促进顺产的进程。

③ 产妇要保证自己处在一个较为放松的心境下。紧张、烦躁不安的情绪会导致产妇产生疲劳感，影响子宫收缩，同时消耗大量体力，影响顺产进程。产妇可以通过深呼吸的方式来舒缓情绪，跟随子宫收缩的节奏进行呼气和吸气。

④ 产妇在产前要补充适当的营养和水分，多食用一些高热量的食物，如牛奶、鸡蛋等。

产妇在顺产时需要动用全身的力气，在这个过程中家人特别是丈夫的陪伴是极为重要的，丈夫的精神鼓励会带给妻子更多的能量，共同面对顺产的疼痛，更重要的是一同见证宝宝的出生。新生命到来所带来的喜悦之情，会让你们感到一切的付出都是值得的。

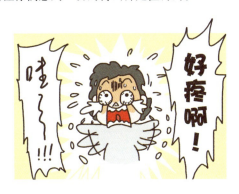

02 分娩的三大产程

从有规律子宫收缩到宝宝出生整个分娩过程可分为生产前奏、胎儿娩出和胎盘娩出。了解分娩产程各阶段的特点和注意事项有利于分娩的顺利进行。

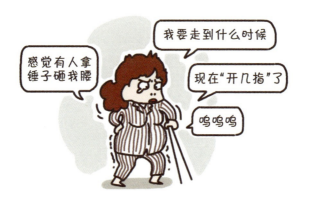

首先,当宫口出现开全(即宫颈口扩张10cm),即开始进入分娩的第一产程。进入此阶段后子宫收缩间隔时间随着产程的进展而越来越短,阵痛时间越来越长,由初期的每隔五六分钟收缩30秒到后期的每隔两三分钟收缩50秒。除了宫缩时间变长、间隔时间变短外,产妇的下腹疼痛感也越来越强烈。虽然在此阶段的疼痛感很强,但仍建议产妇不要因此大喊大叫,耗费体力,尽量忍受疼痛,为分娩储存能量。生产前奏的这一产程大约经历16~20小时。

其次，当宫颈完全打开后，开始进入第二产程分娩胎儿。胎儿的头部随着宫缩的作用下降至骨盆，宝宝在产妇用力的作用下从母体中娩出，这一过程大约持续两小时。若选择无痛分娩，大约需要3~4个小时。如果有特殊情况，则可以采用注射催产素的方式来加强宫缩或选用其他助产方式。

最后，终于进入产程的最后一个阶段，为了保证胎盘彻底娩出和清理干净，产妇在将胎儿分娩出来后休息一段时间，然后需要重新开始用力，将胎盘整体顺利脱出，这个过程大约持续5~15分钟。

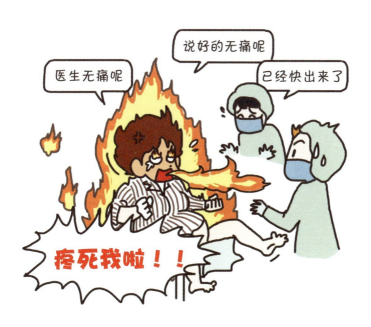

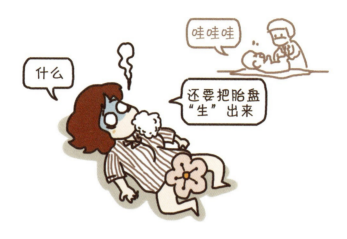

  产妇完成分娩后,为确认胎膜是否全部排出,医生会对其进行检查,如果发现残留物质则需要清理干净。有的产妇在分娩过程中进行了外阴切开,在分娩结束后需要医生进行缝合。

  特别提醒,在生产过程中,大约 90% 的产妇在第一胎都会有不同程度撕裂伤,轻度撕裂伤是非常容易愈合的。

  侧切也不是阴道分娩常规操作,是产科医生充分考虑母婴健康,权衡利弊情况下进行的手术。因此,产妇要保持良好的心态。

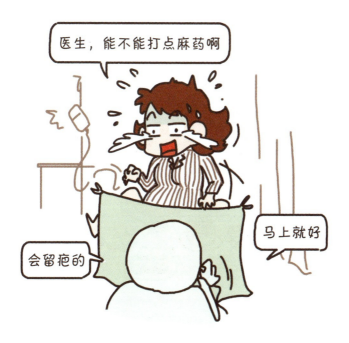

03 临产前吃什么

分娩是极为耗费精力和体力的事情。在整个生产过程中，准妈妈往往身心俱疲、体力透支。为了保证产妇在生产过程中的体力需求，在临产前要储存一定的能量，能量来源有相当一部分是临产前摄取的食物。因此，临产前食物的摄取是十分重要的。

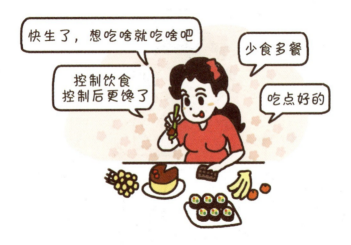

为了帮助产妇储存能量，临产前要食用一些富含糖分、蛋白质、维生素且易消化、高热量的食物，如蛋糕、香蕉、巧克力、牛奶、果汁、肉糜粥等。产妇可根据自己的喜好进行选择，少食多餐，临产前每日可进食 4~5 次，均衡适度，既不要暴饮暴食，也不要过于饥渴。

产妇在临产前心里都是比较紧张和忐忑的。吃东西不仅能补充能量,同时也可以缓解紧张的情绪,吃一些自己喜好的食物能够降低紧张、焦虑的心情。在临产前,医生也会给产妇提供一些食材的建议,在饮食的选择上还是遵照医生的建议,避免食用一些不利分娩的食物,造成不良后果。

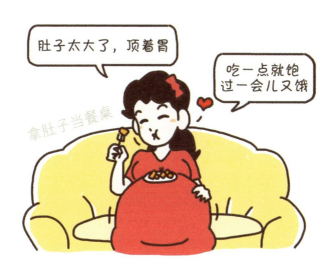

04 缓解阵痛化被动为主动

分娩时因子宫收缩和产道的扩张,骨盆及产道受挤压及牵拉而产生的疼痛感称为分娩阵痛。分娩阵痛随着产程进展而越来越强烈,这种疼痛带给产妇更多的是一种难于忍受、撕心裂肺的感觉。

临产前,随着宫缩频率和强度的增加,阵痛越来越紧密,疼痛感越来越强。随着子宫口扩张完全,子宫收缩达到1~2分钟一次,持续时间大约45~60秒。分娩阵痛是产妇的必经之路,建议采用一些方法来缓解阵痛带来的痛苦。

首先,在分娩时,产妇可以适当变换姿势,不用只躺着,调整到适合自己最舒服的姿势,能够减轻身体不适带来的阵痛感;同时,进行适当运动,特别是在疼痛间歇期,产妇可以下床走动来加速分娩进程,但一定要听从医生的建议,有的产妇体质虚弱不能强行运动。

其次,在分娩时,为降低分娩阵痛感,产妇可以通过调整呼吸来转移对分娩阵痛的注意力。产妇根据宫缩节奏进行呼气和吸气,一方面可以使出更多的力量;另一方面随着注意力集中在呼吸上来减轻宫缩带来的痛苦。

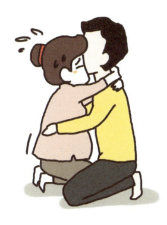

生育宝宝是一次艰难的历程,但相信宝宝的出生所带来的巨大幸福感,会让妈妈觉得经历的一切都是值得的。

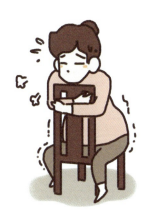

05 宫缩乏力，别惊慌

宫缩乏力是指子宫虽然仍然保持着正常的收缩节律性，但宫缩程度却有所下降。强有力的宫缩能够促使分娩继续进行，但当产妇出现宫缩乏力时，宫缩力量越来越弱，宫口扩展缓慢，延长分娩时间，时间较长耗费产妇的精力既影响分娩，也影响宝宝健康。

宫缩乏力包括原发性和继发性宫缩乏力。原发性宫缩乏力是指在产程开始时就出现宫缩乏力。一方面是由于产妇原本的子宫肌肉收缩力较弱，另一方面是由于造成宫缩乏力如子宫肌肉水肿、多胞胎、羊水过多等情况造成的。继发性宫缩乏力是指产程开始时产妇子宫收缩正常，只在产程较晚阶段出现子宫收缩减弱，产程进展缓慢甚至停滞的情况。这是因为产妇分娩无法正常进行，如骨盆狭窄、胎位不正，甚至心理紧张也会造成顺产时间延长。

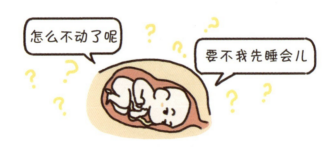

产程刚开始宫缩乏力出现时,产妇不要过于紧张,可以通过注射强镇静剂缓解产妇的过度疲劳,经过一段时间,产妇的子宫收缩能力会有所增强。此外,对宫口扩张不足 3cm、胎膜未破者,应给予温肥皂水灌肠,促进肠胃蠕动,排除粪便及积气,刺激子宫收缩。并且对于那些自然排尿困难的产妇来说,要先行诱导法,无效时应进行导尿,排空膀胱能增宽产道,对于子宫收缩具有一定的促进作用。

宫缩乏力很大一部分是疲劳造成的,产妇在临产前要做好相关准备,补充营养,保存体力,达到事半功倍的效果。

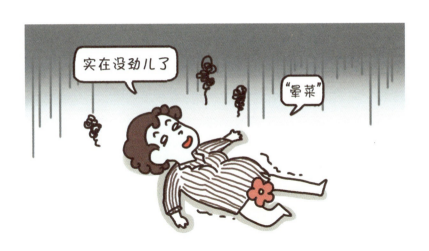

06 做好产前减压,缓解分娩恐惧

大部分准妈妈在临产前都会产生或多或少的恐惧情绪,经过适当调整大部分能平安度过,但有的准妈妈在临产前因为巨大的身心压力所产生的不良情绪不能很好缓解,就出现了分娩恐惧。分娩恐惧会危害准妈妈的身心健康,严重的甚至会影响宝宝成长。

准妈妈出现分娩恐惧时,会烦躁、焦虑、抑郁、害怕和失眠等,严重的甚至出现了自杀的念头。准妈妈出现分娩恐惧的原因是多方面的,大部分出现分娩恐惧的准妈妈都是因为没有做好分娩准备,加上身体上的不适,还要忧心家庭生活特别是失去丈夫的关注,多方面的共同影响下导致了准妈妈在临产前出现分娩恐惧。

预防分娩恐惧最好的方式就是准妈妈们要正视分娩恐惧,并且及时与家人对于此事进行良好的沟通和探讨。

① 家人可以帮助准妈妈预先进行各种问题的梳理并提供一些解决办法,做好充分的身心准备。

② 准妈妈不要过于看重分娩恐惧的出现,可以通过采用转移注意力的方式来避免分娩恐惧带来的情绪,如听听轻松的音乐。

③ 准妈妈可以与有过经验的人进行沟通和交流,将自己的顾虑告知对方,并听取相关的知识和经验,降低未知事情带来的恐惧感。

在这里要特别提醒准爸爸,在这个时间要给予准妈妈较多的关心和照料,多和爱人谈论,正视她分娩时的恐惧情绪,帮助准妈妈度过这一关。

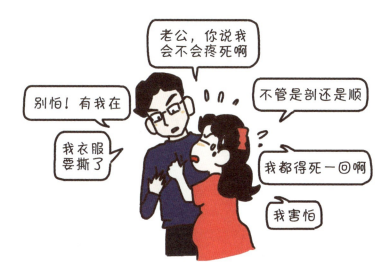

07 顺产谣言——顺产很难恢复体形

案例

李小姐，今年25岁，是平面模特，今年3月检查出怀孕，李小姐和她丈夫都很开心。随着分娩期的临近，选择哪种分娩方式却让李小姐左右为难，医生觉得李小姐的身体条件很好，胎位也正，可以采用顺产的方式，但李小姐担心顺产后自己的体形会发生变化，毕竟相对于剖宫产，顺产对身形的损害更大一些。那么真的像李小姐认为的那样，顺产会导致体形很难恢复吗？

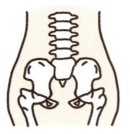
生娃前

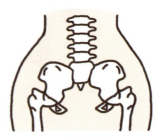
生娃后

和李小姐有同样顾虑的准妈妈不在少数，有的为了维持体形即使可以顺产也还是选择了剖宫产。其实，在顺产后很难恢复体形这种说法是一种误区，准妈妈不用过于忧虑而影响分娩方式的选择。

怀孕的确会给女性的体形造成一定的影响和改变。但只要在产后积极哺乳，合理饮食，并进行适当运动，是不难恢复体形的。有的女性往往会受到以往生育过宝宝的妈妈们影响，认为顺产会造成很大的体形改变，其实那些都是没有经过体形恢复的，只要产后积极进行重塑体形，自然不会出现体形过度改变的情况。此外，相对于顺产的缺点，它的优点更具吸引力。

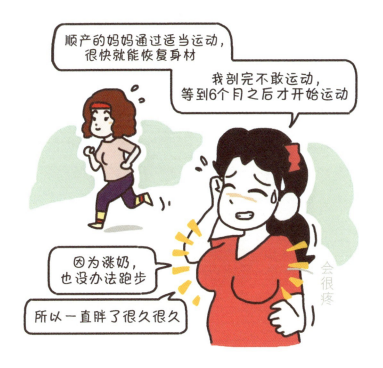

08 顺产误区——顺产比剖宫产疼

王小姐，今年23岁，大学刚刚毕业就怀孕了，王小姐在经历怀孕喜悦的同时又产生了对分娩的恐惧。王小姐认为顺产特别可怕而且又有巨大的风险，她还听说有的准妈妈在顺产一半时因为生不下来而转为剖宫产。王小姐觉得这个过程太可怕了，与其经历顺产的折磨，还不如直接选择剖宫产。

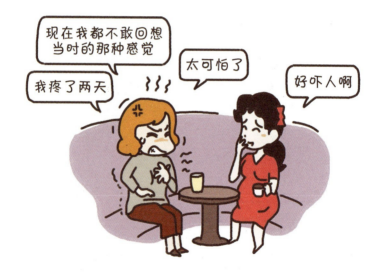

很多女性都认为顺产的疼痛程度和危险系数都高于剖宫产，其实这种看法也是一种常见的顺产误区。无论是顺产还是剖宫产都存在一定的

危险系数，产妇都需要承担相应的风险。相对于顺产，剖宫产的产妇也会因为麻醉意外、术后出血、产后感染等出现分娩危险。而对于疼痛系数来说，顺产和剖宫产也没有太大区别，唯一的区别可能就是疼痛的时间不同罢了。

其实，顺产比剖宫产的疼痛感可能还要轻一些，因为顺产只是产妇在分娩时经历的生育疼痛，现在在很多医院实施无痛分娩有效减少分娩过程中疼痛。而剖宫产虽然在分娩时体验的疼痛感较少，但也是在麻醉药物的作用下，等到药物作用消失后，疼痛感就会席卷而来，而且剖宫产的产妇恢复所需的时间要比顺产的产妇更长。

一般情况，医生都会根据您的情况来确认分娩方式，准妈妈们不用过于忧心，保持一个平和的心态，没有一种分娩方式是绝无痛苦或绝无风险的，摆正心态，积极应对，迎接宝宝的降生。

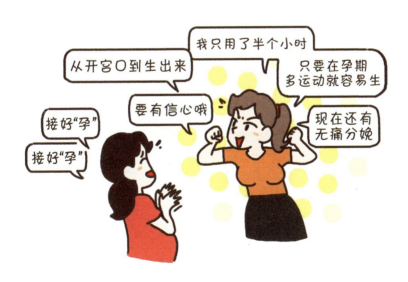

09 顺产误区——顺产会影响性生活质量

案例　李小姐最近很苦恼,眼看马上就要分娩了,采用哪种分娩方式却让李小姐头疼不已。虽然医生和老公都建议李小姐顺产,但是李小姐担心顺产后自己的阴道松弛,可能会影响到夫妻性生活。李小姐觉得自己和丈夫都还年轻,从长远看,夫妻性生活质量不佳可能会影响到夫妻感情。

　　李小姐的担忧是没必要的。阴道本身有一定自我修复功能,分娩时出现的扩张情况,产后2~3个月即可恢复。但阴道的弹性恢复需要较长的时间,产妇只要在产后采用适当的锻炼来紧致阴道,就可以修复因顺产而出现的阴道松弛情况。

　　在保证营养摄取充分的情况下,顺产的产妇可以采用以下3种骨盆肌肉锻炼方式来紧致阴道,可根据自己的身体恢复情况择优选择。

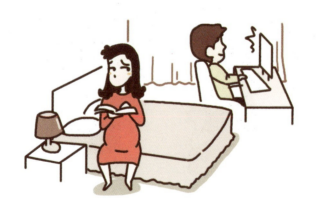

① 仰卧在床上，将头部垫高，双手放在身体两侧，双膝弯曲，脚底平放于床面，就像控制排尿一样用力收紧骨盆肌肉，收紧放松反复 10 次左右，每天保证 35 次左右。

② 手臂伸直，用双手、双膝支撑趴在床上，要保证背部平直，然后背部弓起，收紧腹部和臀部肌肉，并轻微向前倾斜骨盆，呼气。保持该姿势数秒后吸气，放松，恢复原有姿势，每天重复 5 遍即可。

③ 保持站立姿势，慢慢踮起脚跟的同时配合吸气，此时骨盆底肌进行收缩，在呼气时脚跟缓缓落地，同时放松盆底肌。

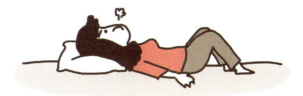

10. 顺产误区——体形小巧不可顺产

身材娇小的王小姐自从受孕后就一直身心俱疲,马上就要分娩了,王小姐犹豫不决,家人们都劝她直接剖宫产就好了,如果顺产不顺利可能还会有生命危险。王小姐虽然知道顺产对于自己恢复和宝宝发育都有好处,但是娇小的体形也让她有所担忧,是否能顺利度过分娩过程。

体形娇小不可顺产也是一种误区。主要看看孕检时测量骨盆适合胎儿娩出即可选择顺产。产力是指产妇将胎儿及其附属物从子宫内逼出的力量,包括子宫收缩力、腹壁肌及膈肌收缩力和肛提肌收缩力,临产时主要依靠子宫收缩力。每个自然分娩的产妇都具有子宫收缩力,这是一种自主神经的收缩,这种力量非常大,足以支分娩进程。很多产妇之所以会有体力耗尽或使不上力的情况,往往是因为力量的使用不当。

分娩时该如何用力呢?

首先,两条胳膊往外用力,屁股往下坐,将所有的力量都集中在阴道及肛门处,像解大便一样向下用力。

其次,在顺产的整个过程中,产妇要学会跟着医生的节奏调整呼吸,避免紧张、焦虑的情绪。

最后,在产前,准妈妈的体重要保持一定标准,不要超重,腹部脂肪太厚会阻碍力气的输出。

只要掌握用力技巧,符合顺产条件的产妇都可以选择顺产的分娩方式,要相信自己能够承受分娩的过程,保持一个良好的心态去应对。

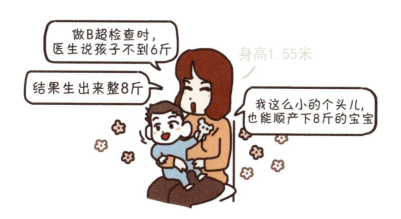

二、其他分娩知识

01. 剖宫产前注意事项

有的产妇因为自身情况如子宫肌瘤、胎位不正等，采用自然分娩不利于母子的生命安全，所以医生会根据实际情况建议选择合适的分娩方式。

一旦确定采用剖宫产，产妇需要在分娩前注意一些相关事项。

① 产妇在剖宫产前除了进行常规检查外，还要进行剖宫产术前相关检查，如丙肝、B超等来确认自己和宝宝的健康状况。并且医生会根据检测的胎儿情况来确定住院时间，通常会建议产妇在剖宫产前一天住院准备。

② 为了减少术中及术后感染，需要产妇保持肠道清洁，剖宫产前夜晚餐要清淡，在午夜12点后不要进食，术前6~8小时不要进水。

③ 为了避免术后伤口难愈合的情况，产妇在剖宫产前不要滥用滋补品，并且在术后6小时内禁食，6小时后可以食用一些增加肠胃蠕动，促进排气，降低腹胀的食物，如萝卜汤等。

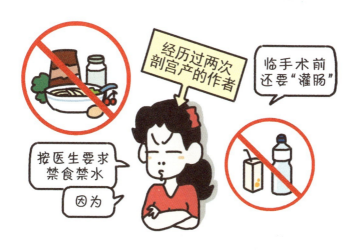

与顺产相比，剖宫产后产妇需要更长时间恢复身体，常见的剖宫产原因，如：胎位不正，骨盆小或畸形，胎儿大，宫颈或阴道无法扩张，持续宫缩乏力，宫缩不协调，产程异常，胎儿宫内缺氧，产妇合并高血压等并发症等危险情况，需行剖宫产取出胎儿。

出现过这种情况

从顺产转为剖宫产的时候，因为没有提前禁食，

全麻之后，在手术台上

大小便失禁了

02 预防早产需警惕，掉以轻心危险大

将女性在妊娠满 28 周及不足 37 周之间的分娩称为早产。导致早产的因素有很多，有的是因为身体情况如子宫肌瘤、子宫畸形等而出现早产。但大部分是胎膜早破引起的，而造成胎膜早破的原因是绒毛膜或羊膜感染，主要来源于阴道病原菌感染、子宫颈感染、上行至子宫内部等。

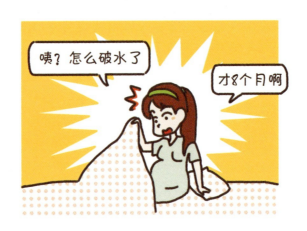

相比于正常分娩，早产分娩的症状更为明显。如果尚未到预产期，准妈妈的腹部出现反复变软、变硬及发胀感觉，就需要引起警觉，及时就医诊查是否有早产的可能。

一般而言，早产最为明显的症状就是子宫收缩。当子宫收缩次数过于频繁，达到每小时 3~4 次，相对而言就不正常了，需要引起重视。当

准妈妈出现子宫收缩并伴有下腹部痉挛性疼痛、背下方隐痛、下腹部和大腿压力增大、阴道分泌物增加或异常等症状中的 1~2 个时，早产的可能性就更大了，此时需要及时就医。不像足月分娩，早产分娩时一旦出现见红、破水，阵痛随之而来并马上分娩。若不及时就医，则可能会发生危险。

一旦出现早产情况，产妇及家人也不用过于担心和忧虑，只要及时就医，听从医生的建议和指导，采用合适的分娩方式，都不会有太大危险。产妇在这个过程中要保持一定的警觉，特别是那些早产高危人群（如有过早产史、怀多胞胎或在孕期经常出现阴道出血的女性），要更加注意。

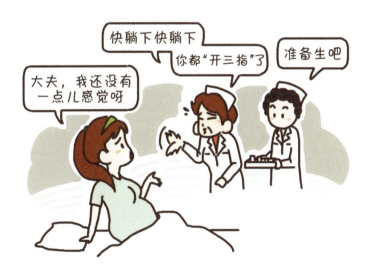

03 预防早产,生个健康宝宝

一般而言,宝宝在预产期前就娩出是极为常见的,每个准妈妈的体质不同,身体情况不同,外界环境不同,在预产期前两周出生都属于正常现象。而有的准妈妈先天宫颈发育不良、曾做过妇科手术,或者怀多胞胎会导致其宫颈松弛,容易造成早产,严重的甚至不得不长期卧床保胎。

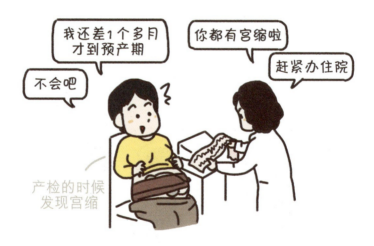

早产情况的出现是可以预防的,对于那些高龄产妇、之前有过流产史,或者患有疾病(如子宫肌瘤)的产妇来说,她们早产的概率是很大的,应尽早地采取措施预防。

① 按时产检。产检既能帮助准妈妈了解宝宝和自己的情况，同时也可以及时发现险情，并确认分娩的最佳时间。

② 听从专业医生建议。一旦出现下腹坠胀、疼痛、阴道分泌物增多等情况，要卧床休息，并及时就医。在医生的指导下，采取适当的措施来延长孕周，给宝宝更长的发育时间，如果情况严重医生会手术急救。

③ 注意卫生和保健，平衡饮食，不要过于劳累，养成良好的生活习惯，保证睡眠。

准妈妈在应对早产时要保持一个积极的心态，只要及时就医，听从医生的建议，不会造成很大的危险。随着医疗技术越来越发达，早产宝宝也能得到很好的照料和哺育，您不用过于忧虑。准妈妈和家人们应做好心理建设，调整心态，平和应对突发事件。

宫颈机能不全

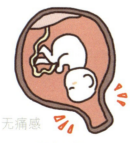
无痛感
宫颈打开

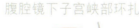
腹腔镜下子宫峡部环扎

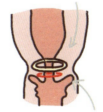
经阴道宫颈环扎

04 二胎妈妈,就算是"过来人"也不要太轻心

相较于生育大宝,生育二宝时,妈妈拥有更多的经验和心理准备,通常会避免很多生育大宝时的误区。但在生育二宝时,年龄往往较大,体力和精力都有所下降。虽然经验丰富,但也不能掉以轻心。

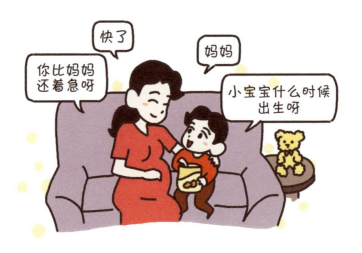

首先,二胎妈妈在经历大宝的分娩后,其产道弹性相对较差,在生育二宝时可能会出现胎儿头露出困难的情况,此时要听从医生的建议来决定合适的分娩方式,切不可一意孤行认为分娩过宝宝而不以为然造成悲剧。

其次,在生育二宝时,二胎妈妈对于腹痛和宝宝胎动情况要更留心和警惕,一旦出现异常,及时就医,不要疏忽大意。

再次，既往做过剖宫产或子宫肌瘤剥除术者，即子宫壁有瘢痕的准妈妈，在此次生育宝宝时可以适当提前住院待产，做好预防产后出血和子宫发生破裂等风险。

相对于初产，生育二宝其实更需要家人特别是丈夫的关心和照料，尤其是临产时的陪伴和关心。虽然已经有过生育宝宝的经验，但仍然避免不了生育二宝时的力不从心。但二胎妈妈及其家人也不用过于忧心，多听从医生的建议，根据自己的实际情况进行调整，一切以母子的健康安全为主，即使无法顺产，剖宫产也是合适的选择。

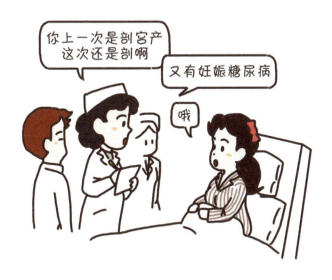

第三节

认识分娩风险，规避风险，安全分娩

一、正常情况下，常见的分娩危险

01. 正确区分产前见红和出血

产前见红是指准妈妈的子宫收缩，胎儿下降进入骨盆，随着宫颈附近胎膜和子宫壁逐渐分离而引起细小血管破裂而出血的情况。一般而言，见红出现在阵痛前 24 小时，这也纠正了一些误区，阵痛不是随见红一起出现的。一旦出现见红情况，准妈妈不用过于忧虑和紧张，因为距离分娩还有一段时间，过分紧张会造成身心疲惫，不利于分娩。

在这里要提醒准妈妈注意区分出血和见红两种情况。正确区分有利于准妈妈的分娩。从血内成分区分，含有淡血性黏液的视为见红；反之，全是血液的视为出血。从出血量来区分，出血量较多的视为出血，如果情况严重就要及时就医。从出血进程来区分，如果准妈妈出血 1~2 天未出现其他情况，则不用过于担心；如果出血不止，则要及时就医，切不可疏忽大意。

正常情况，准妈妈出现见红后要 1~2 天才会开始分娩，部分准妈妈可能要 4~5 天。在这段时间，心理状态是最需要重视和调节的。由于此阶段经历着分娩的压力，很可能会引发失眠、情绪低落、烦躁等负面情绪，这不仅会消耗准妈妈的身心健康,也会极大地损耗体力和耗费精力,因此正确地应对并保证积极的情绪更为重要。此时,家人的呵护特别是丈夫的关怀最为重要,帮助准妈妈舒缓压力,共同应对,积极分担分娩压力,促进分娩的顺利进行。

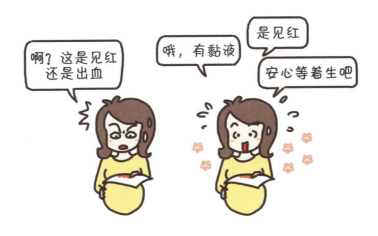

02 了解产道预防产道损伤

产道是胎儿从母体内娩出的通道,由骨盆和软产道构成。产道损伤大多是软产道,软产道主要是由阴道、宫颈及子宫峡部构成的。一般情况下,产道损伤主要集中在第一次生产的女性,特别是高龄产妇。

产道损伤的原因有很多,如宝宝体积过大、产妇在分娩时用力不当或用力过度等都会导致子宫颈、阴道撕裂,还有的是宝宝在头部分娩出时,产妇会阴部位的保护措施不到位而造成的撕裂。产道损伤不利于产后恢复,严重的损伤甚至会影响再次受孕,即使受孕成功其流产、早产的概率也很大。

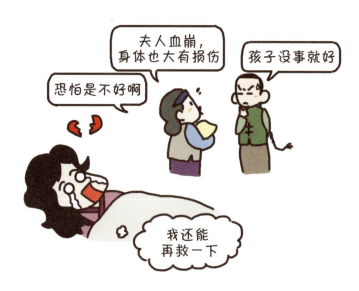

软产道损伤主要包括会阴裂伤、阴道黏膜裂伤和宫颈裂伤,其中会阴处发生撕裂的概率更大。软产道损伤的处理一般都是由医生处理。以会阴损伤为例,会阴损伤分为浅层损伤和深层损伤。浅层损伤只需要缝合伤口,达到止血目的即可。若损伤出现括约肌、直肠的损伤,此时单纯的缝合伤口并不能达到目的,则必须进行相关部位的修复。避免出现情况严重的后遗症,比如排泄问题。

其实软产道损伤的处理一定是通过医生来进行的。这种损伤大部分可能是因为在分娩时配合不当引起的,如出现侧切不恰当或侧切伤口处理不当、助产措施不当也会造成损伤。无论出现哪种突发情况,产妇都要以积极乐观的心态去面对。

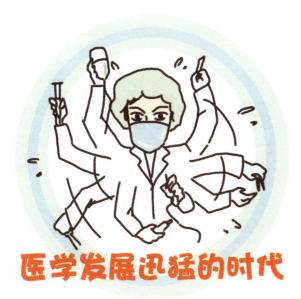

03 如何预防产道损伤

与其在分娩时出现产道损伤的情况,不如提前进行产道损伤的预防。准妈妈要增强对分娩的重视,在预产期做好产检工作,做好妊娠并发症的预防工作,及时治疗如妊娠糖尿病等疾病,适当控制胎儿体重并且根据宝宝的生长情况、胎盘的功能及病情来恰当地选择分娩方式。

在孕期,准妈妈要与医生多交流,排忧解惑,减少心理负担,放松心情,并且在医生的建议下进行一些适当的运动,如提肛运动和会阴按摩。提肛运动是通过紧张放松相关的肌肉运动;会阴按摩主要按摩会阴的下半部分。会阴运动能够提高准妈妈会阴处的延展能力,提肛运动能够重塑会阴处的弹性。

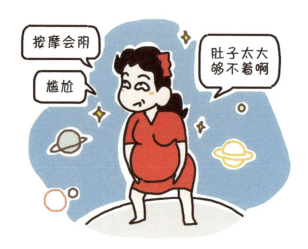

在生产的过程中，可以采用适当的方式来预防产道损伤。经历第一产程时，产妇可以多食用一些清淡易消化的食物，并且选择适合顺产的分娩方法，一方面保证充足的体力来完成分娩；另一方面能够加快分娩进程，使其更加顺利。经历第二产程时，产妇身心俱疲，在医生的鼓励与指导下，要随着宫缩节奏进行呼吸，学习使用腹腔压力促进分娩，此时的心理支持是最为重要的。

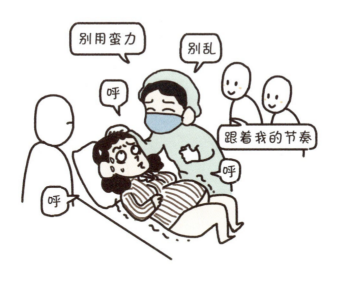

04 避开宫缩乏力，你就是顺产小马达

宫缩乏力而造成宫口迟迟不开，导致产程时间延长，不能顺利完成分娩，在胎头进入骨盆后，导致膀胱被压迫在胎头和耻骨联合之间，进而出现排尿困难、尿潴留。此外，宫缩乏力会影响胎盘从子宫壁上剥离，引发产后出血，并且宫缩乏力造成的分娩时间延长会增加宝宝宫内缺氧和创伤的机会。

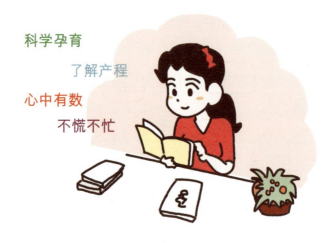

科学孕育
了解产程
心中有数
不慌不忙

预防宫缩乏力的方式请参考以下 4 点。

① 做好孕期检查,确认分娩方式,若胎位不正则及时纠正,如果纠正不良则要采用剖宫产的方式。

② 学习分娩知识,了解分娩进程,克服恐惧心理,以正确积极的态度去应对分娩。

③ 分娩时会消耗大量体力,应该及时补充能量,补充营养,多食用一些高热量、高糖类的食物,如巧克力等。

④ 在生产过程中,产妇要积极配合医生完成生产,按照医生的要求去做。

宫缩乏力往往是产力、产道和宝宝三大因素共同作用产生的。准妈妈在临产前要做好身心准备,做好应急措施。如果宫缩仍然不见好转,在医生的建议下可以进行人工破膜,也可以通过静脉点滴缩宫素来加强宫缩。此外,宫缩乏力有时是因为准妈妈产生了对分娩的紧张和恐惧而造成的,家人特别是丈夫要给予更多细心的照料和陪伴,以及更多耐心的疏导,使准妈妈能够放松心情,完成分娩。

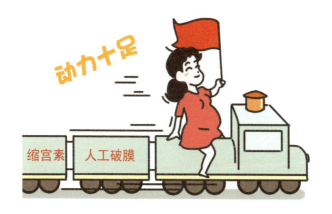

05. 虽然是顺产，必要时还得挨上一刀

会阴侧切主要是为了帮助产妇顺利分娩时避免会阴撕裂而增大阴道开口的方式，主要是针对那些无法继续进行自然分娩的产妇采用的一种方式。一般情况下，医生进行会阴侧切主要集中在第二产程，在会阴道的左侧方倾斜45度切一个开口。

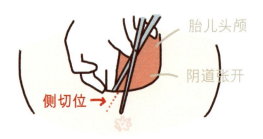

并不是所有的产妇都需要会阴侧切，所以不用过于担心和紧张，正常情况下会阴部出现的自然撕裂伤愈合相对更加容易。只有在产妇用力不当、产程过快、宝宝过大时，医生根据情况进行会阴侧切来完成分娩，以防宝宝分娩时间过长造成缺氧等意外情况。

很多女性担心会阴侧切可能影响夫妻性生活，其实不用过于忧虑，医生采用会阴侧切的方式就是帮助产妇更顺利地完成分娩过程，只要伤口愈合良好一般都不会影响性生活质量。为了降低分娩时发生会阴侧切的概率，准妈妈可以从孕32周开始采用会阴按摩的方式来增强会阴处的皮肤弹性和肌肉的张力。

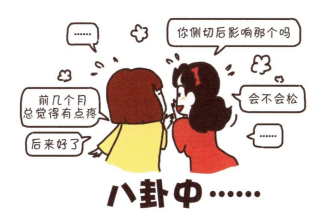

06. 宫口扩张,打开生命通道

对于产妇来说,分娩最痛苦的时期可能就是开宫口。正常情况,宫口完全打开可达到10cm,以手指为标准,大约是10指的距离。宫开口的进程因产妇体质不同而产生差异,但整体来说,宫口刚开始时比较缓慢,随后速度会加快,一般宫口开全大约16~20小时。

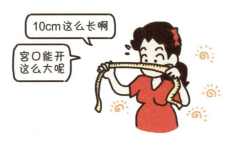

当阵痛来临时,宫口扩张就已经开始了,随着一次次的子宫收缩,宫口扩张程度也越来越大,产妇的疼痛感也越来越强。正常情况,当宫口开到3~4cm时,就可以进行生产准备了,随着子宫收缩,宫口达到7~8cm后产妇可以尝试分娩,随着收缩进程的发展,达到10cm后产妇可以正式进行分娩。可见,这一过程是极其漫长和煎熬的。

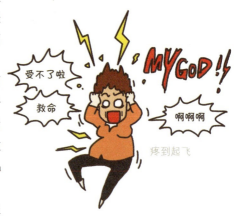

产妇在这个过程中要调整好情绪，避免过于紧张，要学会放松自己的身体，避免因疼痛而大喊大叫透支体力，进而引起分娩时的体力过于消耗而无力生产。此外，产妇可以通过适当的呼吸来缓解阵痛带来的痛苦，跟随收缩节奏进行有规律的呼气和吸气，既可缓解紧张心情，也可转移注意力。

宫口扩张过程艰辛也极为痛苦，但却是生育宝宝的必经之路，付出的努力和承受的痛苦会在宝宝出生的那一刻而倍感成就。准妈妈无须过于紧张和忧虑，只要做好身心准备，一定能够积极应对，度过分娩期，迎来宝宝出生的喜悦。

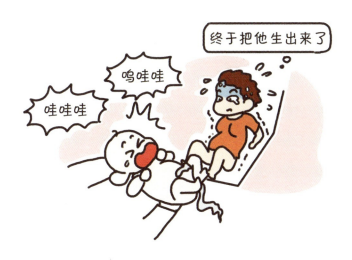

二、难产，常见的分娩危险

01. 分娩异常，危险重重

异常分娩又称为难产，是指由于胎儿生产困难，产妇不能顺利将宝宝生育下来的情况。宫缩乏力、产道异常、胎儿过大等原因都会造成异常分娩，是新手爸妈最不愿看到的事情。

造成难产的主要原因有以下4点。

① 子宫收缩不当，用力过大或过小都会造成异常分娩。

② 产道（如骨产道和软产道）异常也会造成难产，如骨盆的大小或形状异常。

③ 宝宝自身的情况异常，如宝宝发育过大或胎位不正，这就加大了难产的概率。

④ 临产前产妇的身心状态差也会造成难产，如未能做好充分的心理准备，造成心情紧张，耗费精力，导致异常分娩情况的出现。

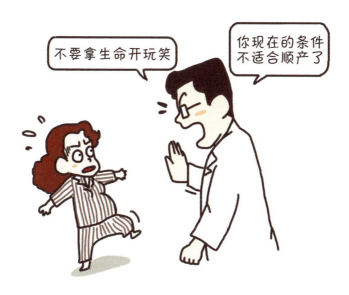

准妈妈可以采取以下措施来避免难产。

① 准妈妈要按时产检，若发现骨盆异常或胎位不正，则应早发现早矫正，早预防早治疗，根据医生的建议和指导采取措施进行适当地调整。

② 为了避免宝宝过大而出现异常分娩，准妈妈要注意平衡饮食，避免出现营养过剩的情况，一方面可以预防宝宝过大，另一方面也能够避免因为饮食过剩而造成妊娠糖尿病等并发症。

③ 在产前，准妈妈可以进行适当的锻炼增加体力，为分娩时储存能量，如可以进行散步、练孕妇瑜伽等。

对于分娩，准妈妈的心理素质也十分重要。如果生产的过程中心理负担过大也很容易造成难产。

因此，在临产前，准妈妈一定要调整好心态，家人和医生也要给予必要的支持及时帮其梳理情绪，顺利完成分娩。

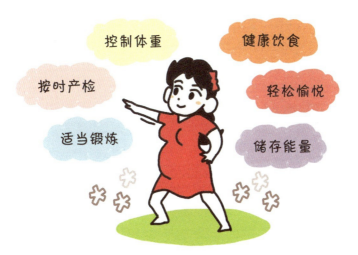

02 胎膜早破早预防

胎膜早破也称破水，是在临产前胎膜自然破裂的现象，包括未足月胎膜早破（不足37周）和足月胎膜早破（妊娠满37周）。胎膜早破可能会引起早产，宫内感染，严重的甚至会造成围生儿死亡。

胎膜早破主要是生殖道感染，有很多也包括胎膜发育不良、子宫颈功能不全、宫颈内压力异常、创伤和机械性刺激等。其症状主要表现为突然间阴道排液的数量或多或少，并且液体稀薄，甚至混有胎粪或胎脂。一般情况，医生主要通过B超检查对准妈妈羊水量的变化和羊水分布情况进行观察诊断，来确定准妈妈是否会出现胎膜早破的情况。

足月的胎膜早破只要经过医生的观察和治疗，大部分可以完成自然分娩。但未足月的胎膜早破在治疗上要极为慎重，因为此时可能会出现很多突发因素增加风险概率，准妈妈们要听从医生的建议，积极配合，积极治疗。

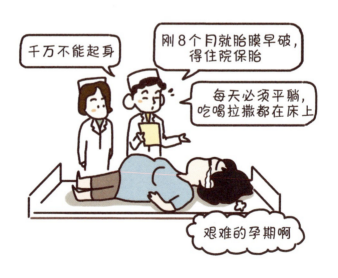

准妈妈在孕期应注意个人卫生,积极预防生殖道感染,运动量要适中,补充足够的维生素。对于宫颈发育异常情况,孕期积极治疗来预防胎膜早破发生。

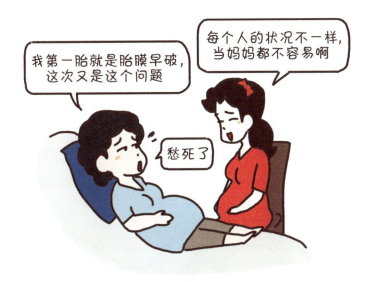

03 脐带脱垂后果严重

脐带脱垂是指胎膜破裂导致脐带掉出宫颈口的现象，脐带是孕妇和宝宝之间连接的方式，当发生脐带脱垂不仅会导致血液流通不畅，严重的甚至还会造成宫内缺氧、窒息，导致宝宝死亡。

造成脐带脱垂的原因有很多，主要包括宝宝异常胎位先露、胎头浮动（如骨盆狭小、胎儿头盆不对称等）、胎盘低置及早产或双胎妊娠，有的脐带过长也会造成脐带脱垂情况。其中，脐带脱垂最为常见的原因就是异常胎位先露，其中肩先露所占的比例最大。

脐带脱垂以是否通过出宫口分为脐带脱垂、隐形脐带脱垂和显性脐带脱垂，主要区分在于脱垂程度和胎衣是否破裂。一般主要根据肛指或阴道检查、B超检查等方式来诊断准妈妈是否出现脐带脱垂。

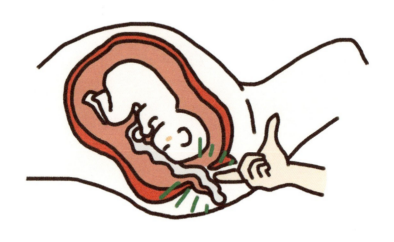

出现脐带脱垂的情况时,准妈妈不要过于惊慌,医生会通过宫口扩张程度和胎儿心率等相关情况来决定应急处理的方案。当胎衣未破时,隐形脐带脱垂,而头部先露出,宫缩、心率正常,宫口进行性扩张,在医生的指导下仍可进行顺产;反之,则应该采用剖宫产的方式进行分娩。若胎衣已破,脐带脱垂,医生则会根据宫口的扩张程度和胎儿状况来选择抢救措施。

为了更好地预防脐带脱垂,准妈妈可以采用以下方式预防。首先,矫正胎位,准妈妈如果发现宝宝胎位不正,则可以在医生的指导下进行胎位矫正;孕晚期及分娩过程中,有异常情况有必要行超声检查。

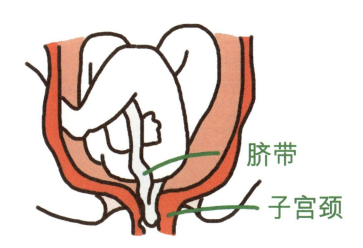

04 子宫破裂很凶险

子宫破裂是指在妊娠晚期或分娩过程中子宫体部或下段发生的破裂，常见于有过子宫手术史（如剖宫产、宫角切除术等），但仍选择顺产的产妇，并且胎头先露、下降受阻也是造成子宫破裂的原因。一旦出现子宫破裂会造成腹部大量出血，严重的甚至危及生命，而一旦胎儿破出子宫进入腹腔内，若子宫收缩力突然消失，则可能会造成胎盘早剥。若未能及时处理，则可能会出现胎死腹中的危险情况。

虽然出现子宫破裂情况会带来一定的危险，但准妈妈则可以采取一些措施来预防并避免出现子宫破裂的情况。

① 为了避免子宫损伤，女性在正式受孕前要避免多次怀孕、人工流产等情况，特别是已经做过剖宫产的女性不要立即受孕，两年恢复的时间最佳。

② 做好孕期检查，若发现胎位异常等情况，则需积极配合医生，按照医生的建议进行矫正，并且要遵循医生的指导和要求来正确选择分娩方式。

③ 属于高危人群的准妈妈在预产期前 1~2 周就要入院待产，以避免意外情况的发生。

④ 准爸爸在陪同妻子分娩时，也要时刻关注生产过程中发生的事情，对准妈妈的身体情况有个全面的了解，帮助准妈妈度过生产过程。

虽然很多准妈妈为了宝宝的健康愿意采用顺产方式生产，但是对于一些特殊情况(如胎位不正或有过剖宫产经历)的准妈妈，不要一味强求，要遵循医生的建议和指导，选择适合自己的最佳分娩方式。

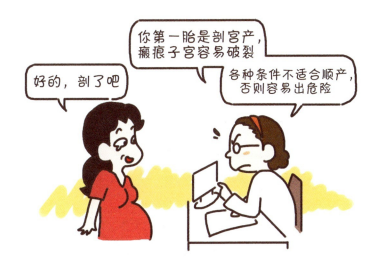

05 羊水栓塞：狰狞面目后的真相

羊水栓塞是指在分娩过程中羊水突然进入产妇体内血液中引起急性肺栓塞，并伴随有如过敏性休克、肾功能衰竭等严重并发症。羊水栓塞的发生概率很低，但一旦出现造成的危害将是不可避免的。羊水栓塞的原因主要是在生产过程中，羊水中的胎儿细胞、胎脂或胎便经由胎盘的静脉进入母体的血液中造成的。一般发生时往往来不及处理，导致死亡的概率很高。

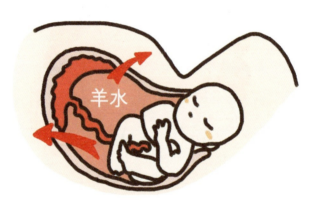

因为羊水栓塞很难及时、准确地做出诊断，了解临床表现对于产妇来说是很有必要的。羊水栓塞会导致全身脏器受到损害，肾脏的损伤会出现尿少、无尿、血尿等情况，严重的甚至造成肾功能衰竭；脑缺氧会出现烦躁，抽搐，甚至昏迷的情况。有的在羊水栓塞前会出现如寒战、咳嗽、气急、呕吐等，产妇也要自己警觉，如发现异常要及时和医生沟通，不要错过最佳时间。

既然发生时的治疗方法往往不能及时有效,如何预防羊水栓塞就显得极为重要了。在分娩过程中不要过多地干扰生产的自然进程,如果发生宫缩过强或强直性宫缩时,则可以使用镇静剂和子宫肌肉松弛药抑制宫缩。此外,使用缩宫素引产时,要严密监护宫缩和胎心。

准妈妈不要过于紧张,羊水栓塞发生的概率很低,只要有效预防,及时发现及治疗,不会产生太坏的后果。

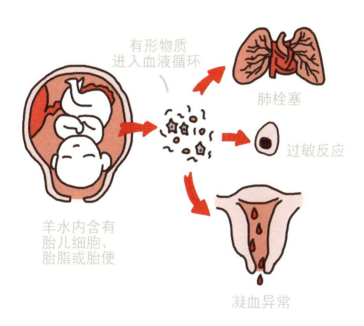

06 预防新生儿窒息

围生期胎儿窒息是指胎儿在子宫内缺血、缺氧,出生后短期内未能建立有效地自主呼吸并伴有一系列呼吸循环障碍的表现,主要包括宫内胎儿窒息和新生儿窒息。

围生期胎儿窒息的原因有很多种,主要包括准妈妈患有妊娠期高血压、糖尿病、心脏病等;胎盘早剥、前置胎盘或胎盘功能不全等也会造成围生期胎儿窒息。此外,胎儿宫内发育迟缓、早产、脐带过长等情况也会发生围生期胎儿窒息。相对而言,新生儿围生期胎儿窒息的发生率和死亡率相对较高。

准妈妈可以采取相应措施对围生期胎儿窒息进行有效预防。

① 准妈妈做好孕前检查,若有宫内异常或妊娠高危症,则及早发现及早治疗。

② 加强胎儿监护,若发现宝宝有宫内缺氧的情况,则及时采取措施进行干预,切不可疏忽大意,此外,对于准妈妈的临产监护也要认真对待,避免难产等突发情况,造成不良后果。

③ 根据胎位情况、产妇和宝宝的状况,正确选择分娩方式,如果需要采用剖宫产的方式,则不可强行顺产,要及时做决定,尽快结束分娩过程,避免造成不可挽回的悲剧。

④ 产妇及家人要积极配合医生,不要过于紧张和忧虑,听医生的建议和指导,以积极的心态去应对分娩过程中会发生的种种危机,切不可过于烦躁,尤其在临产前,负面情绪不利于产妇分娩,反而会徒增额外的压力。

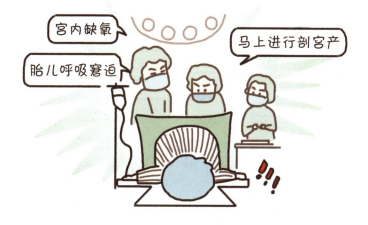

07 宝宝竟然"放鸽子",过期妊娠怎么办

有的准妈妈虽然没有早产的担忧,却出现了到预产期宝宝迟迟不出生的困扰。通常将超过孕 42 周还未娩出的情况称为过期妊娠。过期妊娠会导致胎盘老化,影响宝宝的营养供给,同时危害准妈妈的生命。此外,宝宝长时间在子宫内也会造成缺氧,导致宝宝发病。

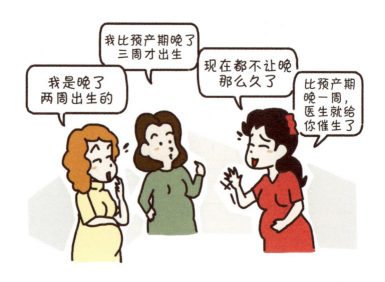

过期妊娠的危害很大,准妈妈可以采用一些方式来识别和预防。首先,准妈妈在备孕期就要开始进行月经周期的记录,这可以帮助准妈妈推算出预产期,为过期妊娠提供一定的判断依据;其次,准妈妈要定期检查,及时了解和掌握自身和宝宝的情况,遵循医生建议,采用适当的

方式干预；最后，准妈妈要及时就医。一旦出现超过预产期一周还未出现分娩征兆时，准妈妈要及时就医，医生会根据实际情况进行诊断，若有必要则会采用干预措施。

准妈妈一旦出现过期妊娠，可以根据实际情况采取相应的措施来干预，情况严重的可以采用手术方式，切不可以一意孤行，造成悲剧的发生。对于那些虽然过了预产期但仍想顺产的准妈妈，只要宫颈条件成熟，胎盘功能良好，通过医生指导采用一些催产方式也是能够完成分娩的。同时还是要根据准妈妈自身的实际情况，结合医生的建议，选择适合自己的分娩方式，一切以宝宝和准妈妈的生命健康安全为第一准则。

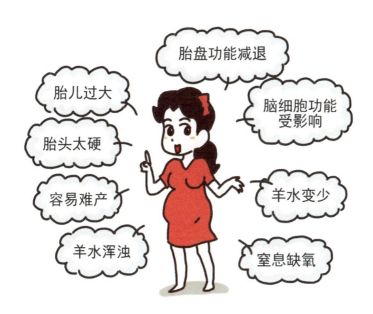

PART 2
水到渠成的产褥期

完成分娩的准妈妈需要一段时间进行身体恢复,我们将准妈妈的这段恢复时间称为产褥期,通常持续6周。准妈妈通过产褥期恢复身体机能、哺育宝宝及调整心态。

第一节

了解护理知识,顺利度过产褥期

一、产褥期的伤口护理

01 **产后的伤口护理**

自然分娩的产妇大部分会出现一定程度的阴道撕裂,而有的时候为了顺利分娩,需要进行适当的会阴侧切。所以自然分娩的产妇可能会出现阴道撕裂和会阴侧切两种较为常见的伤口。通常自然分娩伤口愈合恢复得相对更快一些,但仍然会出现会阴感染的情况。因此,在日常护理时要特别注意:

① 为了避免伤口感染。产后要勤换卫生垫,每天用温水清洗会阴部。这种处理可以帮助产妇避免伤口长期浸泡在体液中造成愈合困难,同时保持会阴部的清洁干燥,减少细菌感染。在清洗外阴时,以由前向后的方式进行。

② 为了避免会阴切口拆线后出现裂开,在身体恢复前不可以过分用力以免造成拆线裂开,如出现便秘时也不要用力排便,防止撕裂伤口。

③ 产后可以下床适当运动，多食用新鲜的蔬菜、水果，多补充营养，加速伤口愈合和身体恢复。

④ 为了避免伤口发生血肿和水肿的情况，产后可以采用右侧卧位防止血流向伤口出现积血情况。此外，还可以抬高些臀部，来加速回流而减轻水肿。

产妇的阴道撕裂伤口恢复时间大约为两周，会阴侧切伤口恢复时间大约为 4~5 天。自然分娩的伤口虽然恢复较快，但也不可疏忽大意。如果发现产后 1~2 小时内伤口疼痛没有缓解反而加重的情况，就要及时就医，这可能是伤口缝合前出现问题。产妇和家人们要时刻关注，做好伤口护理，促进产后恢复。

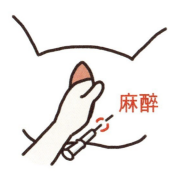

麻醉

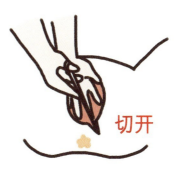

切开

02 顺产产后排便、排尿

产妇在顺产后 3 天内就可以开始进行排便，在产后 4~6 小时内就可以自行排尿。如果在产后 8 小时内还不能自主排尿，则属于产后排尿困难。此外，当产妇感到膀胱肿胀、下腹不适时，则需要及时与医生沟通，避免造成危险，严重的甚至会导致失血性休克的出现。

顺产后最常见的问题就是出现排便困难，也就是说，产妇在产后 3 天内仍不能正常排便，从而出现便秘。通常顺产的产妇腹肌不能在短期内恢复弹性，加上产程中过度消耗体力，造成肠胃蠕动减慢，进而出现排便功能减弱。正常分娩的产妇通常在 2 天左右即可恢复排便功能，若超过 3 天就要引起注意了。

顺产后如出现排便困难，可以采用物理和药物的方法来减轻腹胀、促进蠕动等。如热敷、开塞露等方式。

首先，家人可以用热毛巾或热水袋敷产妇的下腹部同时对其进行按摩，每天 3 次，一次 15 分钟左右，促进肠胃蠕动.

其次，将开塞露注入产妇肛门，缓解粪便凝固情况，促进排便。如果物理方法仍不见效，可以通过服用一些促进肠胃蠕动的药物来缓解排便困难的情况，如服用果导片等。

产后出现排便困难很正常,不用过于忧虑,有什么问题都可以咨询医生,听从医生的建议,保持一个轻松的心情应对。

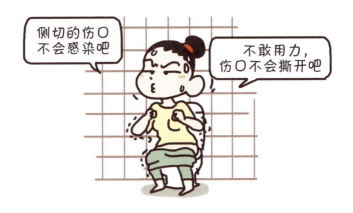

03 剖宫产伤口护理这样做，伤口好得快还少留疤

相对而言，剖宫产的手术伤口范围较大，包括直式手术造成的约15cm的伤口和横式手术造成的10~15cm的伤口。通常伤痕呈现白色或灰白色，光滑，质地坚硬。

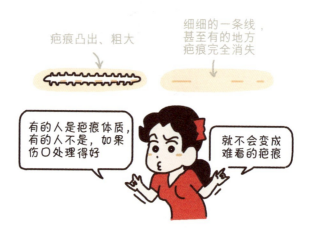

相对于自然分娩，剖宫产的产妇产后恢复的时间更长，一般持续5~6周。伤口护理得越好，产后恢复的进程就越快，这里提供一些恢复技巧供大家参考。

首先，产妇及其家人要时刻关注刀口情况，最好每天检查腹部切口并进行消毒，了解伤口愈合情况并防止细菌感染。产妇在手术后1周内，根据自身情况测量体温。正常情况，每天两次的体温测量即可，但是如果产妇的身体状况不好，则可以适当增加一些测量体温的次数。

其次，产后不要一直卧床，要进行适度的运动（如散步），术后早期运动能促进肠胃系统功能，有助于身体的恢复。

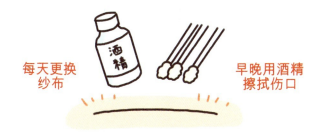

每天更换纱布　　　早晚用酒精擦拭伤口

剖宫产伤口会出现很多突发情况，如切口疼痛、渗血、红肿、感染发痒等。因此，产妇的家人特别是丈夫要密切关注术后产妇的切口情况，如发现异常一定要及时叫医生，避免情况恶化造成不良后果。

相对于顺产，剖宫产虽然在分娩时不会产生很大的痛楚，但是在后期恢复的过程中仍会承受很多。因此一定要有一个较为积极的心态，正确看待，避免烦躁、忧郁的情绪，既不利于产妇身体的恢复，也不利于对宝宝的哺育。

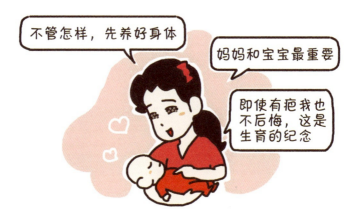

04 剖宫产术后排尿、排便

相对于顺产，剖宫产术后排尿和排便有不同的标准和相关注意事项。

对于剖宫产的产妇来说，为了防止手术中误伤膀胱，医生会在手术前就放置导尿管。随着麻醉药影响的消失，通常在术后 24~48 小时膀胱肌肉就可以恢复排尿功能，在导尿管拔除后只要一有尿意就要努力自行解尿，目的是降低尿路细菌感染的危险性。

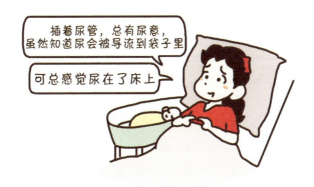

一般来说，剖宫产的产妇在产后 3~6 天就可以开始排便。术后 6 天仍不能如期排便，则属于排便困难。面对这样的情况，则需要采取相应措施来改善，加速排便进程。

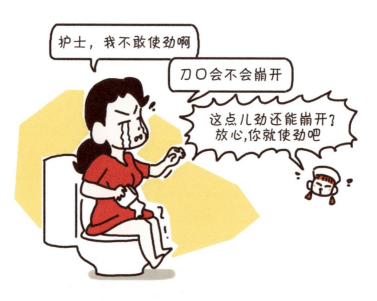

　　为了避免发生产后排便困难，产妇可以通过调整饮食、适当运动和药物的方法来缓解便秘情况。

　　① 饮食上要多食用富含膳食纤维的食材如绿色蔬菜，产妇要多喝开水，并且可以配以蜂蜜水等能够促进肠胃蠕动的食材，在饮食上产妇也可以食用一些香蕉之类的水果。

　　② 相对于卧床休养，产后尽早进行适量的运动更能促进排便。一般情况，对于剖宫产无并发症的产妇来说，第二天就可以尝试进行室内走动，如果有特殊情况则需要遵循医生的建议。

③一旦便秘时间过长,采用各种方式均未达到排便顺畅的效果,则可以在医生的建议和指导下,选择一些药物,如中成药来缓解便秘。

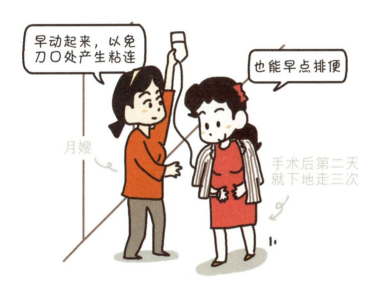

二、产褥期常见现象

01. 产后出血,早预防很重要

娩出 24 小时后至 6 周出血称为晚期产后出血。产后出血的原因主要包括但不限于子宫收缩乏力、会阴阴道裂伤严重、凝血功能障碍等。产后出血的产妇脸色苍白,严重的甚至会出现休克症状,如果不及时抢救则后果严重,甚至会危及生命。

一旦出现产后出血,要及时就医,保持生命迹象,医生会根据产妇的实际情况采取急救措施,如输血输氧、使用抗生素等。虽然产后出血很严重,但也不会发生在每个产妇身上,应保持放松的心态去应对分娩并做好预防措施。

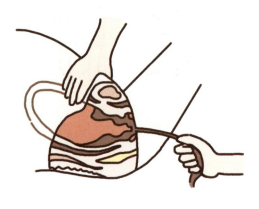

预防产后出血,可以从孕期检查和加强运动两方面着手。

① 准妈妈从备孕期开始就要做好身体检查，了解自己和宝宝的身体状况，降低产后出血发生的概率，也可以通过检查结果来调整自己的身体状态，使自己保持在一个最佳的状态下。

② 准妈妈从备孕期开始就要进行适度运动，加强身体锻炼，增强体质。身体素质越好，出现产后出血的概率就越低。并且，对于采用顺产的产妇来说，适度的运动有利于自然分娩，进而加速分娩进程，顺产越顺利，发生产后出血的概率就越小。

出现产后出血的情况一般都是在产妇住院期间，医生会给予产妇及家人专业的帮助。在这个过程中，家人特别是丈夫要保持冷静，积极应对，共渡难关。

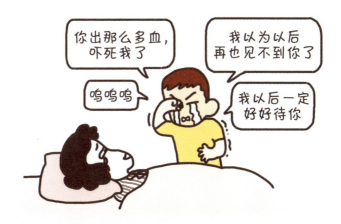

02 产褥期多汗不是病，勤换衣服最重要

产后多汗是指产妇即使没有进行过多运动也会出现大量出汗的现象，特别是在刚入睡和初醒过来的时候更明显。一般来说，产妇在宝宝出生后前几天出现汗液较多的现象是很正常的，不需要过于担心，但是在产褥期一直出现这种排汗较多却未见缓解时，就需要重视了。

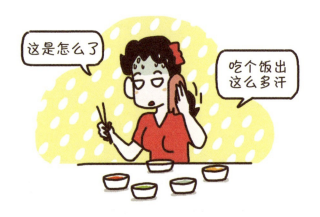

产后出汗分为生理性出汗和病理性出汗。生理性出汗主要是产妇通过内分泌及神经的调节，将体内较多的水分排出体外，是正常的生理现象，产后 2 小时左右才能恢复。病理性出汗是因为产妇生产或产后出血、气血耗损等引起持续较长时间的多汗情况，严重的甚至要持续几个月。

针对不同的出汗情况有不同的应对措施。出现生理性出汗时，产妇

不用过于担心，随着身体恢复，生理性出汗会有所好转，只是在这个过程中产妇要注意保暖，避免因毛孔张开而出现受凉感冒的情况，需及时擦干汗液、勤换衣物。出现病理性出汗时，则需要听从专业医生的建议，进行一些药物治疗，如可食用一些中医药物进行治疗。

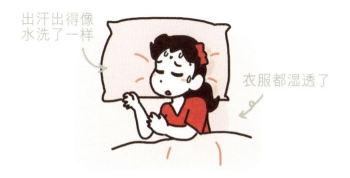

03. 产褥期恶露需除净，避免感染

产后从阴道内流出一定量的血液、分泌物、黏液等的混合物被称为产后恶露，主要是由于子宫内膜剥落所致的。因为个人体质不同，所以产后恶露排尽的时间为 2~6 周。如果出现恶露长期排不净的情况则会影响产妇的身体健康，不仅会导致局部或全身感染，而且可能会出现败血症。

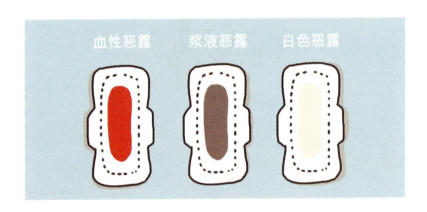

通常来说，初期产后恶露主要是血液和血块，呈现鲜红色；随着液体物质的增多，恶露转为淡红色，随后转变成褐色和黄色，最后趋于白色，这个时间过程为 4~6 周。正常情况下，女性在产后都会排出恶露，但是如果产妇持续出现大量鲜红色的血液，或者恶露持续发出恶臭，以及出现晕眩、发冷或冒冷汗、心跳加速等不正常的情况，则需要立即到医院检查。

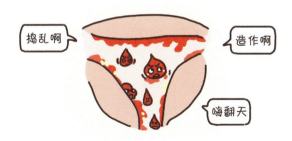

产妇可以采用以下4种方式排尽产后恶露。

① 多食用一些营养丰富的食物来帮助恢复身体。

② 随着排出恶露的减少,产妇可以适当起床运动,不要总躺卧在床上休养,并且在注意保暖的同时也要保持空气流通,避免细菌感染。

③ 注意私处卫生,可以使用温水清洗外阴,并且要经常更换护理垫和内裤,减少感染机会。

④ 要保持轻松愉悦的心情,心情烦躁不利于身体恢复,并且要坚持母乳喂养,这样更有利于子宫收缩和产后恶露的排出。

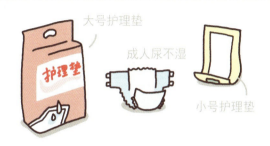

04 如出现发热、疼痛、恶露异常这三种症状要警惕产褥期感染

产褥期感染是指在分娩和产褥期因为受到细菌感染,而引起局部或全身感染。发生产褥期感染的概率大约为6%。其原因有很多种,主要包括个人卫生不佳、孕期营养不良或胎膜早破等。

产褥期感染需要引起高度重视。因为一旦出现产褥期感染的现象,如果未能及时治疗,则可能会造成输卵管粘连或输卵管堵塞,进而导致不孕不育,甚至出现宫外孕的可能。因此,如果出现产褥期感染,一定要积极配合医生治疗,不可疏忽大意。

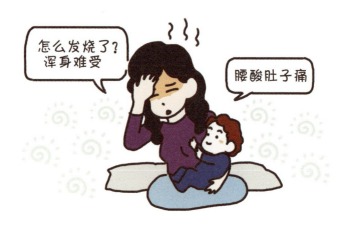

产褥期感染主要是细菌感染，通常表现为阴道感染、子宫炎症，严重者甚至出现急性盆腔炎。一旦诊断出产褥期感染就要及时治疗并且要进行各种护理，在这个过程中，产妇要时刻留意自己的病情发展，并要注意休息，做好会阴护理。产妇在会阴护理的过程中，要注意保持外阴清洁，并且要在医生的指导下，使用专用护理液进行清洗。

产褥期感染的治疗往往会消耗很多的时间和精力，并且带给产妇较大的身体负担。所以，相对于治疗，预防就显得更为重要了。首先，分娩完成后要注意清洗会阴，及时更换产后护理垫；其次，相对于卧床静养，适当的运动也是有好处的，在医生的建议下进行适度运动可以促进身体恢复。

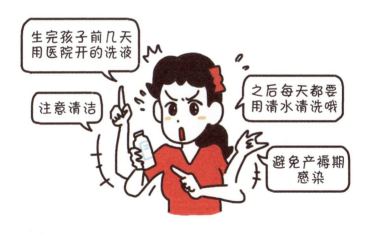

05 产褥期感冒发烧不可忽视，小心治疗避免影响哺乳

在产褥期，产妇的各种身体功能下降，抵抗力变差，很容易受到外界刺激的影响，特别容易受凉。产妇在产褥期很容易发生感冒发烧的情况。

大部分的产妇在产褥期就开始哺乳了，而退烧药、感冒药中所含的药物成分可能会进入乳汁，影响宝宝的健康。因此，在产褥期产妇出现感冒发烧时采取的最好措施是物理降温。首先，选择一些冰块来进行降温处理，用毛巾将冰块包住敷在额头和腋下等处，这种方式能够起到很好的退烧降温作用；其次，风热感冒的产妇会出现面红、咽痛等症状，需要多喝白开水，风寒感冒的产妇则容易流鼻涕，要注意保暖。

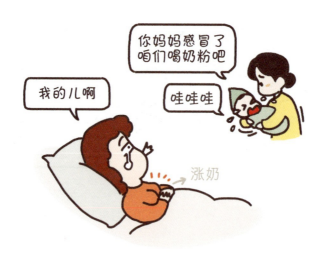

对于产妇来说,预防感冒更为重要,特别是对于产褥期身体较虚弱的产妇。

首先,多食用一些能提高身体免疫力的食物,如鸡汤,平衡饮食,少食多餐。

其次,避免感冒,冬天注意保暖,夏天出汗后避免着凉,多喝白开水。

最后,产妇在产褥期要保持愉悦的心情,良好的心理状态更利于产后恢复。

平时要注意室内通风,保持空气流通,减少细菌滋生,产妇要注意保暖。如果出现长期发烧不退,就一定要去医院治疗,切不可疏忽大意,容易导致肺炎等严重情况,既影响产妇的身体健康,又不利于养育宝宝。

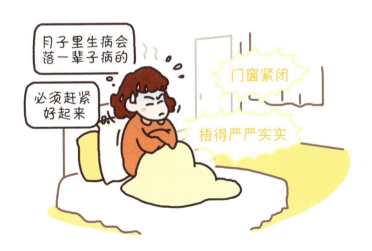

06 缓解产褥期腰痛

很多女性在产后会感觉腰痛,这是一种较为普遍的现象。

首先,准妈妈在整个孕期的过程中需要补充大量的钙质,有的女性即使到孕期结束后都不能完成钙质的补充。如果采用哺乳的方式喂养宝宝也会导致体内钙质的流失,进而导致腰痛。

其次,产妇骨盆内的神经和血管功能紊乱、恶露排不净、子宫恢复不良会阻碍气血流通,造成疼痛反射从而引起腰痛。

最后,产妇在产褥期受到湿寒侵袭,加上产后气血不足、体质虚弱进而造成腰痛。

产妇在产褥期可以采用以下方式来避免腰痛。

① 饮食疗法。在产褥期产妇可以喝些有营养的肉汤，切忌吃生冷食物。

② 注意保暖。无论是夏季还是冬季，产妇在产褥期都要注意保暖。特别是夏季，也应穿长衣长裤，室内温度不宜过低，要保证在舒适范围内。

③ 适当运动。产妇在产褥期也要注意运动，长期坐卧在床不利于身体恢复，应适当地下床走动。

腰疼不是病，疼起来要人命。因此，产妇在产褥期既要避免风寒入侵，也要量力而行，不要逞强，也不能过于懒散。在这里要特别提醒产妇，在产后两周内要注意饮食调理，水果、饮料等饮食的摄取要慎重，不可随心所欲。

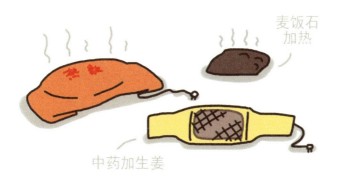

07 产褥期遭遇便秘，多种方式来缓解

分娩结束后产妇开始进入产褥期。由于分娩造成的身体水分缺失，加上产后肠道蠕动减弱，因此产妇在产褥期会出现排便困难的情况。那么，该如何应对产褥期的便秘呢？

有的产妇便秘情况很严重，甚至长达数日都不能排便，带来极大的痛苦。可以采用以下方式来缓解和预防便秘。

① 合理饮食。在饮食上要注意荤素搭配，饮食平衡。可以多食用一些能促进肠胃蠕动的食物，尽量少食用辛辣的刺激性食物，多喝蜂蜜水滋润肠胃。

② 收缩训练。产妇可以采用锻炼盆底肌的方式来促进子宫收缩，加速身体恢复，也可以通过上提肛门的方式进行盆底肌的收缩训练。

③ 调整好心态。在产褥期，很多身体不适是受情绪影响的。因此，产妇要保持积极乐观的心态，好心情既能够促进胃酸分泌，又可以增强肠胃蠕动，缓解便秘。

④ 药物治疗。如果长期排便困难，产妇可以在医生的指导下服用通便的药物，但一定要遵循医生的建议，不要自行选择，以免影响哺乳。

产妇在产褥期出现便秘是很痛苦的,也很难保持良好的心情。因此,为了预防出现这种情况,在产褥期一定要注意饮食调理,多食用一些膳食纤维。

第一次产后便秘

第二次产后注意饮食

特别顺畅

08. 缓解痔疮困扰,科学恰当应对

产后出现痔疮也是女性在产褥期较为常见的困扰。

首先,有的准妈妈在生产之前就患有痔疮,怀孕时胎儿位于腹腔,随着胎儿的增大,挤压腹腔空间造成静脉血液回流较差并淤积在肛门处。如果此时膳食纤维和水分摄取不足,造成肠胃蠕动较差,就加重了痔疮的程度,很可能会由轻度转为重度。

其次,对于顺产的女性来说,在配合子宫收缩的同时,盆腔和腹腔同时用力,使静脉更加肿胀,导致腹压过大,加重痔疮的程度。

最后,产妇在产褥期经常卧床休息,常常会出现排便困难或排便无力,产后容易出现痔疮。

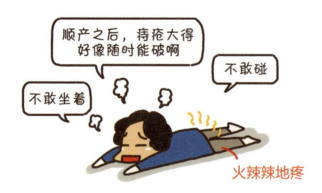

如何缓解产褥期痔疮问题呢?

① 合理饮食。出现痔疮的很大原因是肠胃蠕动不佳,导致肠胃排便功能不好而造成的。因此,在饮食上要注意膳食纤维和水分的摄入,建议产妇多吃水果、多喝白开水、多做运动等。

② 物理疗法。产妇可以依靠物理治疗的方式来缓解痔疮带来的疼痛,如采用温水坐浴的方式,将水温控制在38~40℃,坐浴时间大约5分钟,或者在不影响宝宝和哺乳的情况下使用痔疮药膏等来消肿止痛。

③ 手术治疗。如果经过适当的治疗,痔疮仍然不见好转,产妇不要疏忽大意,要及时就医,遵照医生的建议,决定是否需要进行外科手术处理。

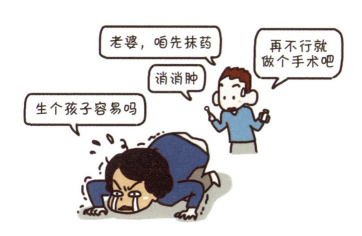

09. 产褥期气血不足不可怕，注意平衡饮食补充营养

很多产妇在生产后会出现头昏乏力、精神不振、不想说话等状况。产妇及其家人不用过于担心和忧虑，这些状况是产后气血不足引起的。大部分产妇通过适当的休息，这些状况都会有所缓解。

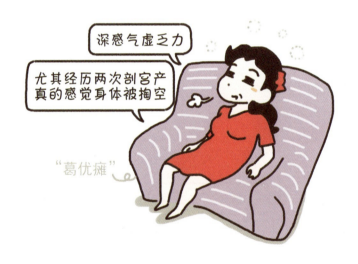

虽然产妇出现气血不足的情况较为常见，但是如果长期气血不足，则可能造成产妇的脏腑功能减退，严重的话甚至会出现早衰的情况。因此，为了避免出现此种情况，产妇在产后要注意避免气血不足，在不影响哺乳的情况下及时调理。

最主要的调理方式就是饮食。产妇可以在产后多吃一些补血补气的食物，多吃蔬菜、水果，多补充铁质，保证饮食平衡，补充营养。当然更重要的是注意休息，不要过于劳累，饮食和休息可以促进产妇的产后恢复。此外，产妇在产褥期要保持心情舒畅，切勿过分急躁。产褥期的种种不适加上哺育宝宝的艰辛，会令产妇烦躁、易怒。产妇一定要保持好自己的心态，积极乐观地应对。在此期间，家人特别是丈夫更要细心观察，给予产妇更多的关心和爱护。

其实产后气血不足并不可怕，这种现象的发生与女性自身的体质有关。所以，女性在孕前就应该保持良好的身体状态。

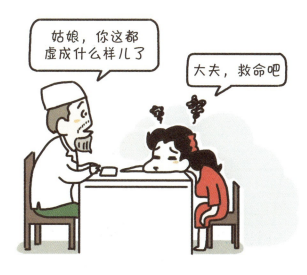

10. 剖宫产后发烧要重视，正确应对是关键

有的准妈妈因为多种原因（如胎儿过重、胎位不正等）不能自然分娩，只能采用剖宫产的方式进行分娩。相对而言，剖宫产后的恢复需要更多的时间，特别是伤口。

产妇在剖宫产后出现发热，主要是由于剖宫产的伤口没有恢复好而发炎，进而导致产妇出现发烧的情况。一般而言，产妇在剖宫产手术后的当天或第二天出现低烧，这属于正常情况。但是如果在术后几天，产妇的发烧情况还没有缓解，而且体温仍然处于较高的状态甚至达到高烧的程度，就需要及时就医，请医生检查产妇的腹部伤口处是否出现发炎的情况。正常情况下，产妇在剖宫产后一周左右，伤口就能够愈合，产妇在这期间要护理好伤口，其家人也要细心观察产妇的身体状况，避免出现其他症状。

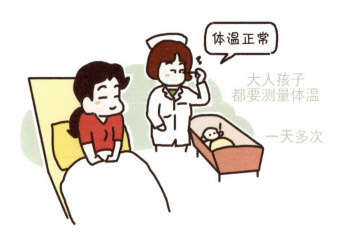

还有一些因素会让产妇在剖宫产后出现发烧的症状，如出血量较大、身体虚弱、气血不足、抵抗力差、恶露未能正常排出等。因此，产妇和家人要高度重视，不能疏忽大意。

剖宫产后的产妇承担着较大的风险。此时，家人特别是丈夫的关心更为重要，细心的照料和细致的关心在带给她精神安慰的同时也能给产妇的身体健康提供一份保障。

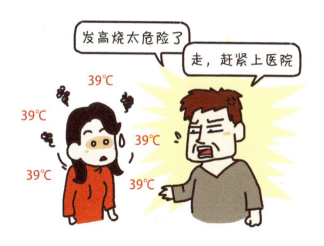

曾患妊娠糖尿病的产妇在产褥期的护理

妊娠糖尿病是很多有家族糖尿病史或体重超重的女性在妊娠期较易出现的疾病。如果患有妊娠糖尿病的女性在产后血糖仍然没有恢复到正常水平,经常口渴、尿频,那么,这些产妇在产褥期该如何进行护理呢?

产褥期时,产妇为了产后恢复,需要补充营养,但患有妊娠糖尿病的产妇要考虑到自己的血糖情况,注意饮食摄取。对于这些产妇来说,有很多食物是不可以食用的,如高淀粉类、高脂肪类食物。高淀粉类食物会通过体内分解直接转换为碳水化合物进而转化为糖,提高血糖浓度,而高脂肪类食物会加剧产妇体内脂肪代谢紊乱,加重身体负担,不利于产后恢复。因此,在饮食上要注意少食用高糖类食物(如米、面、糕点)和高脂肪食物(如坚果类、油炸食品和各种油类)等,多食用蛋白质丰富的食物来调理身体,同时保证新生儿的营养供给。

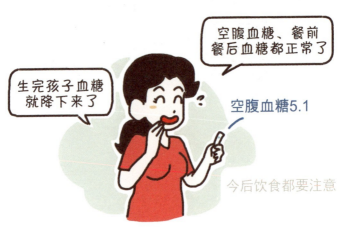

注:患过妊娠糖尿病的孕妇,5~10年内患糖尿病的概率高于正常孕妇

曾患有妊娠期糖尿病的产妇可能会担心自己不适合给宝宝进行哺乳。其实，这种担心是多余的。母乳的能量和成分大部分都是由乳糖合成带来的，只要身体条件允许，曾患妊娠糖尿病的产妇在产后更应该积极地对宝宝进行哺乳。通过哺乳可以降低自己的血糖含量，不仅有利于宝宝的成长发育，而且可以更好地控制产妇的血糖浓度。

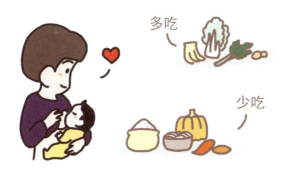

12. 春季产褥期的护理要点

产妇在产褥期时有很多事项需要注意。不同的季节，产妇需要进行针对性地处理和应对。以春、夏、秋、冬四季为例，简述产妇在不同季节的注意事项，帮助产妇更好地应对产褥期可能遇到的问题。

春季气候多变，室内外温度差距较大，产妇要多喝白开水或汤水。特别是哺乳的产妇更要保证摄入充足的水分，避免气候干燥造成水分的流失，进而减少乳汁的分泌，影响哺乳。

春季有很多新鲜食物供产妇食用，但在产褥期还是要以清淡饮食为主。多食用清淡、易消化且营养丰富的食物，如当季的水果、蔬菜等。此外，不要吃辛辣的食物。

春季气候干燥，产妇可以通过多喝水来缓解。多喝水对产妇来说好处很多，既可以避免产后便秘，又可以促进乳汁分泌。为了保证营养充足，产妇可以多喝鱼汤、牛奶等，增加优质蛋白质的摄入，有利于产妇的产后恢复和哺乳的顺利进行。

在这里要提醒大家，产褥期的饮食不要过于精细。一方面会造成营养丢失，另一方面会导致便秘。所以，在准备产褥期饮食时要格外注意。

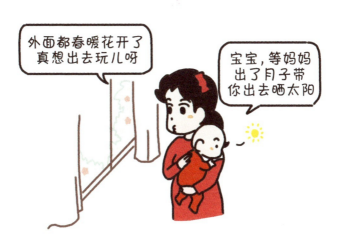

13. 夏季产褥期的护理要点

夏季最鲜明的特征就是天气炎热，温度较高而且潮湿、闷热，面对这样的环境有很多事项需要产妇注意。

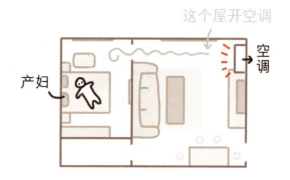

① 夏季天气炎热，如果门窗紧闭，不开窗通风，加上亲朋好友来看望新生儿，室内很容易滋生细菌和病毒，影响产妇和宝宝的健康。因此，要在保证产妇不受凉的情况下保持室内空气流通，可以采用对流的方式进行屋内换气。此外，夏季空气湿润，要注意排湿，尤其是在南方地区更要保证室内空气湿度适中。可以利用空调排湿，但使用前要对空调进行清洗，保持干净，避免细菌感染。

② 为了避免产妇因为天气炎热而出现湿疹，可以使用电风扇或空调进行降温，但是不要让风直接吹向产妇，温度不能太低，只

要让室内温度保持在26℃左右即可。

③ 为避免出汗较多造成身体不适，适当的清洁是很有必要的。产妇要按时刷牙、洗头、淋浴，并且在餐后漱口、在睡前刷牙。产妇在清洗头发后最好使用干毛巾擦干头发，避免着凉。

天气炎热时，细菌也容易滋生，产妇要注意个人卫生，勤换内衣，注意乳房的清洁和护理。同时，避免伤口感染，保证充足的睡眠和愉悦的心情。

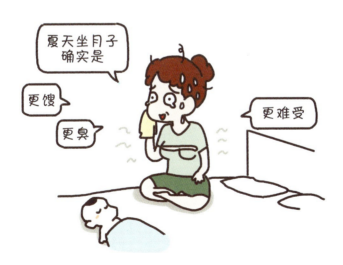

14. 秋季产褥期的护理要点

秋季虽然凉爽宜人,但是早晚温差较大,受到温度的影响,很容易感冒、上火。因此,产褥期在秋季的产妇需要很多额外的护理。

① 秋季需要注意防寒保暖。因为早晚温差较大,中午较热,早晚较冷,所以产妇需要根据天气变化适当调整衣物,中午穿薄点的衣服,早晚多添加些衣服。需要提醒的是产褥期出汗较多,如果刻意地增加保暖的衣服,可能会导致产褥热。此时,可以使用电风扇来降低室内温度,但不要直吹自己,避免着凉。

② 在秋季需要注意饮食清淡,切忌食用生冷、油腻、辛辣的刺激性食物,可以适量食用甜粥。

③ 秋季早晚温差较大,多冷风,空气干燥。为了更好地进行产后恢复和给宝宝哺乳,产妇应尽量避免被冷风直吹,以免造成感冒、发烧。

④ 秋季容易犯困,睡眠时间需要更长一点,午休时一定要盖上小棉被,以防感冒。晚上温度比较低,不宜开窗睡觉,并且要盖上薄厚适当的被子。

秋季气温多变，产妇要注意起居休息，劳逸结合。在身体条件允许的情况下做一些简单的产后恢复操或者散步等，不仅有利于产后恢复，而且能改善心情，预防产后抑郁。

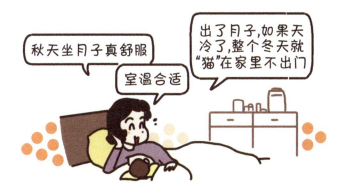

冬季产褥期的护理要点

在寒冷的冬季度过产褥期是一件十分辛苦的事情。在怀孕期间堆积在准妈妈体内的一些液体要排出体外,所以产后会产生很多汗渍污垢。因此,产妇需要定期洗澡,洗澡时水温最好控制在40℃左右。并且勤换洗内衣,最好选择穿棉质衣服。此外,冬季天气寒冷,产妇如果没办法经常洗澡,那么也要定期洗头发、剪指甲,并且使用温水洗头。

冬季天气寒冷,为了避免受风着凉,很多在冬季度过产褥期的产妇都选择紧闭门窗,其实这样不利于身体恢复。产妇不仅需要充足的营养补充,而且需要呼吸新鲜的空气。特别提醒:房间通风时,产妇和宝宝要待在其他房间里,等通风后关好窗户再进入。每次通风的时间在20~30分钟为宜。

生产后,体内的钙质会大量流失,夏季时产妇可以晒太阳帮助补钙,但是在冬季,天气寒冷,产妇无法经常到户外晒太阳,因此不能有效地合成并吸收钙质。所以,产妇可以通过食疗的方法补充钙质,如喝富含钙质的孕妇奶粉或者牛奶、豆制品、鱼虾、海带、紫菜等。

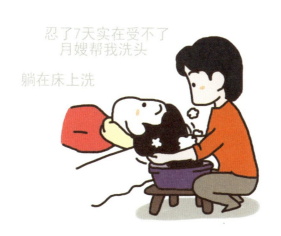

16. 人工流产后的护理要点

有些女性因为各种原因而人为地终止了妊娠过程,俗称人工流产。人工流产有手术和药物两种方式,均应注意护理。人工流产后,女性的肾上腺素分泌增加,代谢提高,能量消耗增大,子宫内膜受损,造成一定的身体创伤及心理负担。面对这种情况,为了身体的顺利恢复,女性在人工流产后需要做好护理。

如果在人工流产后未能进行很好的恢复,则可能造成阴道流血、腰酸腹痛、月经紊乱,严重的话甚至造成闭经等情况。可见,人工流产后的护理是极为重要的。

① 在人工流产后女性要注意休息,加强营养。人工流产后的恢复时间需要一个月左右,在这段时间里,女性要注意饮食,摄入足量的蛋白质,多食用鱼类、肉类、蛋类等,增强机体的抵抗力,促进身体器官的功能恢复。

② 在人工流产后女性子宫内膜的修复需要一段时间。在子宫内膜未完全修复之前要注意清洗阴部,避免细菌感染,不宜进行夫妻性生活。当女性的子宫和身体功能恢复到可以进行夫妻性生活时,也需要采取避孕措施,因为人工流产后马上受孕对女性身体的伤害较大。

③ 时刻观察自身情况，如果在人工流产后阴道出血超过一周及以上并伴有腹痛、发热、白带浑浊有臭味等现象，则要及时就医，千万不要疏忽大意，造成不可挽回的悲剧。

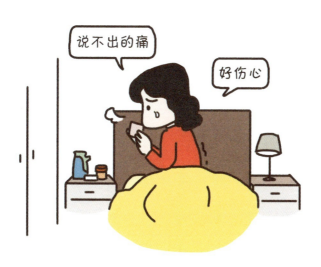

三、产褥期哺乳须知

01 母乳开奶,选择适合自己的方式

通常情况下,宝宝从出生到一周岁左右需要妈妈对其进行哺乳,这段时间被称为哺乳期。对于产妇来说,产后哺乳最重要的工作就是产后开奶。常见的产后开奶方式主要包括宝宝开奶、食疗开奶和物理开奶。

① 对于顺产的产妇来说,可以采用宝宝开奶的方式。在宝宝出生后30分钟左右就让宝宝吮吸妈妈的乳房,宝宝吮吸越早,妈妈开奶越顺利。

② 食疗开奶通常在产后一周进行,可以通过食用鲫鱼汤等来促进乳汁分泌。采用食疗开奶的产妇一定要在专业医生的指导下进行。

③ 物理开奶主要是指请通乳师或用吸奶器进行开奶。其中,请通乳师开奶是最常用的方式。在正常情况下,一位专业的通乳师在为产妇进行一个小时的开奶按摩后,会取得良好的开奶效果。并且,专业的通乳师也会提供一些促进乳汁分泌和喂养宝宝的方法,产妇可以借此机会好好学习。

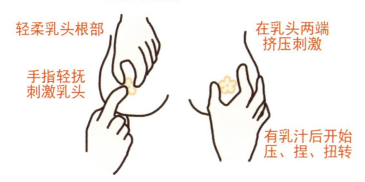

为了保证奶水充足，产妇需要为身体补充水分。首先，多喝豆浆、鲫鱼汤、猪蹄汤等，这些营养丰富的汤水不仅能补充身体的水分，还能增加营养；其次，相对于汤类，肉类的营养更丰富，肉中所含的蛋白质是产妇必需的营养物质；最后，喝汤时要注意适度不要过量，过量食用会影响产后恢复。

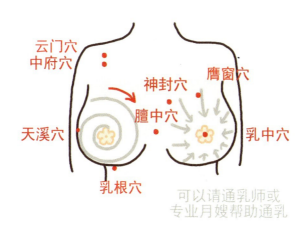

02 哺乳时乳头疼痛的缓解方式

产妇在哺乳时,可能会出现乳头疼痛的现象,导致其乳头疼痛的原因有两方面:一方面是因为宝宝吮吸不当而引起的;另一方面可能是因为乳头皲裂造成的。

可以采用以下方式缓解乳头疼痛的情况。

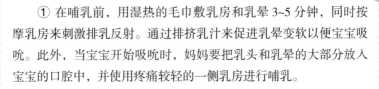

① 在哺乳前,用湿热的毛巾敷乳房和乳晕 3~5 分钟,同时按摩乳房来刺激排乳反射。通过排挤乳汁来促进乳晕变软以便宝宝吮吸。此外,当宝宝开始吮吸时,妈妈要把乳头和乳晕的大部分放入宝宝的口腔中,并使用疼痛较轻的一侧乳房进行哺乳。

② 为了防止乳头皲裂,每次哺乳的时间不宜过长,15~20 分钟即可。这样可以避免妈妈的乳头因为长时间被宝宝的唾液浸泡而皲裂。哺乳后,确保乳头在"空闲"时保持干爽。

③ 在每次入睡前,产妇可以对双侧乳头进行按摩。用对侧手掌以顺时针方向按摩乳房,同时从乳房根部向乳头方向推进,力度适中。此外,在按摩时要注意保暖,按摩乳房的双手应该保持干净并经过消毒,每次按摩的时间不宜过长,10 分钟左右即可,每天 1~3 次效果最好。

④ 为了减轻乳头疼痛,帮助乳头愈合,可以使用处理过的羊毛脂软膏,在喂奶后涂抹乳头。

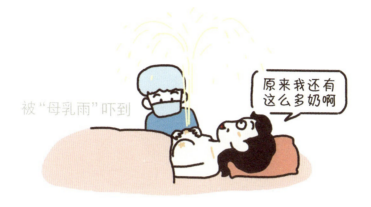

产妇在哺乳时出现乳头疼痛的情况无须紧张，一般都是因为哺乳姿势不正确或宝宝的吮吸方式不当造成的。产妇只要注意保持哺乳姿势正确并且不要长时间哺乳宝宝，再通过一定的按摩一般都能得到缓解，也可以寻求专业通乳师的帮助，不可疏忽大意，以免影响哺乳。

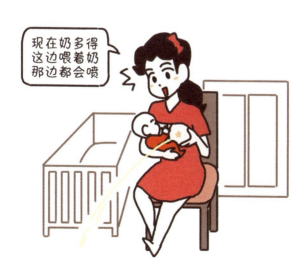

03. 产后溢乳,小事一桩

在产褥期,产妇进行哺乳时常会出现衣服被奶渍浸湿的情况,我们将这种情况称为产后溢乳。

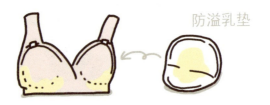

其实,乳汁分泌是哺乳期妈妈的特征,也是哺育宝宝的主要来源,溢乳是一种很正常的现象,不用觉得尴尬。相反,过分地阻止乳汁流出才是不明智的做法,阻止乳汁流出可能会造成乳腺导管堵塞,不利于乳腺的健康,特别是在产后几周内更不可以采用阻止乳汁流出的方式防止产后溢乳。

可以采用以下方式来应对产后溢乳。

① 为了避免乳汁分泌过多弄湿衣服,可以使用防溢乳垫。选择防溢乳垫应以棉质为主,棉质的防溢乳垫可以减轻对乳头的刺激。也可以选择一次性的防溢乳垫,但不要使用塑料材质的。此外,对于溢奶较严重的产妇来说,为了避免弄脏衣服或床单,可以多垫几个防溢乳垫。

② 为了防止溢乳,产妇可以利用吸奶器吸取较多的乳汁,但利用吸奶器控制溢乳要适度,不能频繁地刺激乳房,否则会适得其反,造成乳汁分泌过多更加严重。

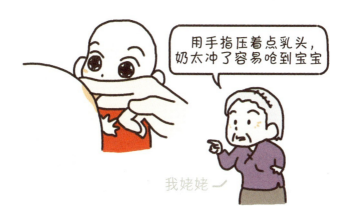

哺乳其实是一件很幸福的事情,也是妈妈与宝宝之间连接的桥梁,妈妈用乳汁喂养宝宝,宝宝吸吮妈妈的乳汁。这一过程会让妈妈觉得自己是世界上最幸福的人。与幸福感相比,产后溢乳给妈妈带来的不适就没那么难以接受了。

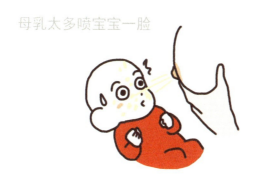

04 产褥期乳房护理,既要科学又要安全

在产褥期,妈妈一方面负责对宝宝进行哺乳,另一方面要考虑产后乳房的恢复。因此,在不妨碍哺乳的同时妈妈如何进行乳房护理就显得很重要了。

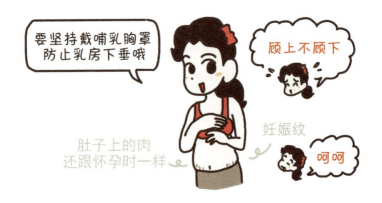

① 在产褥期,要注意乳房清洁,避免受到外界细菌的感染,降低发生乳腺炎的概率。此外,可以使用温水刺激乳房,增强乳房的弹性,阻止乳房下垂,在一定程度上达到保护乳房的作用。

② 在进行哺乳时要注意选择正确的哺乳方法,这样才不会损害乳房的美观。采用正确的哺乳方法能够让乳腺得到良性刺激,令乳房更加坚挺。

③ 为了更好地完成乳房恢复,适当的按摩和运动也是必不可少的。可以在每次哺乳结束后,以由上至下的方式对乳房进行按摩。

如果体力允许的话,也可以进行扩胸运动来锻炼胸部肌肉的力量,既有助于身体恢复,又能在一定程度上避免胸部下垂。

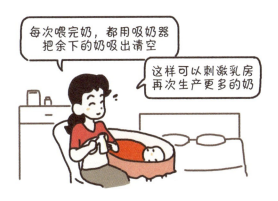

常见的哺乳姿势是:在哺乳时,让宝宝的腹部紧贴妈妈的腹部,宝宝的胸部紧贴妈妈的胸部,宝宝的嘴巴紧贴妈妈的乳房,这样宝宝就能够自然地含住乳头,同时对妈妈的乳房不会造成任何牵拉的感觉。此外,尽量不要让宝宝总含着乳头,一方面会影响宝宝喝奶,另一方面会造成乳头皲裂、疼痛。

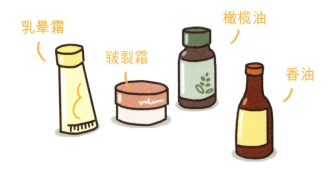

四、产褥期受风危害大

01.

产褥期如何科学地使用空调

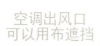

李小姐的产褥期正好赶上夏季,本来分娩结束后身体就很虚弱,再加上夏季天气闷热,很不舒服,李小姐想开空调让自己舒服点,却遭到了妈妈的强烈反对,妈妈认为虽然夏季炎热,但是仍然不能开空调降温,产妇必须要穿长衣长裤,门窗紧闭。

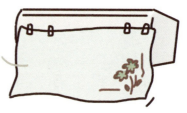

空调出风口可以用布遮挡

夏季天气炎热,开空调能够在一定程度上降温,为产妇提供一个良好的休养环境。适当地开空调,将室内温度维持在26℃左右更利于产妇的产后康复。

虽然可以开空调,但要知道产后身体的毛孔是张开的,在开空调降温的时候一定要避免受寒。产妇使用空调时需要注意以下三点。

① 不要直接对着空调吹,不要坐在空调底下直接吹,以免因为受寒而造成产褥疾病。

② 空调的温度不宜过低,要保持在适宜的范围内,26℃左右比较合适。

③ 产后容易出汗,产妇需要穿宽松的长裤长袖,避免因出汗后吹空调导致受寒、受凉。

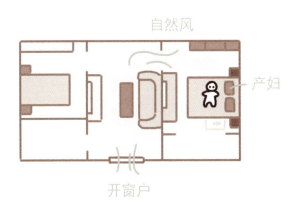

02 产褥期受风很严重,疏忽大意可不行

很多产妇在产褥期没能很好地照顾自己,导致外感风寒,出现很多后遗症。因此,产妇在产褥期要避免受寒,避免吹冷风或喝凉水,不吃寒凉的或刺激性较大的食物。此外,产妇还要注意避免身体劳累或精神刺激。

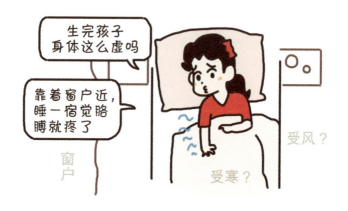

如果产妇在产后感染风寒要及时治疗。

首先,在产后2~3周内最好不要过度活动关节,以免造成关节周围韧带松弛,增加产妇受风的可能性。

其次，产后可以食用鲤鱼、鲫鱼、猪蹄等补充营养，但不要食用过量，否则会过犹不及。

最后，产后如果出现较为严重的症状，如骨节发冷、关节刺痛等，可以采用中医治疗，如施针灸或服中药，但中医治疗需要的时间较长，产妇要做好长期治疗的准备，不要半途而废，否则会事倍功半的。

产褥期受风会给产妇的身体造成很大的伤害。如果产妇在产褥期不能很好地进行调理，轻则会出现畏风、怕冷等后遗症，重则会出现风湿、关节痛等病痛。并且随着年龄的增加，症状会越来越明显。因此，产妇在产褥期要注意保暖，不要疏忽大意，造成不可挽回的后果。

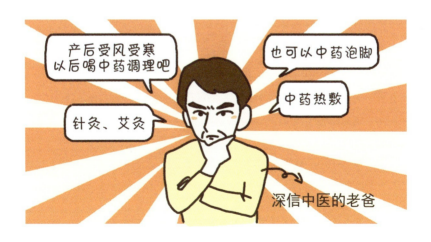

03 产褥期尽量少接触冷水

女性在产后会身体虚弱、体质虚寒,在身体尚未完全恢复前尽量少接触冷水。

首先,冷水中的寒气会在此时侵入产妇体内,在产褥期身体抵抗力较差,寒气入侵会损害产妇的身体健康,影响子宫的恢复。

其次,分娩后,产妇的关节、毛孔都处于开放状态。如果此时频繁接触冷水,那么寒气会进入毛孔、关节,导致关节疼痛,甚至造成关节炎。此外,产妇的身体在未完全恢复之前就频繁使用冷水,可能会导致风湿等疾病。

在产褥期,无论是洗脸、刷牙还是洗头、洗澡,都应尽量使用温水。

产妇在产褥期比较辛苦,不仅要哺乳宝宝,而且要应对诸多不便。但为了自己的身体恢复,产妇要调整好心情,以身体健康为原则,采用正确的方式进行产褥护理,不要疏忽大意。

家人特别是丈夫在产褥期要多关心妻子和宝宝,不仅要提供精神支持,更要为妻子的身心健康考虑。夫妻都保持良好的心态,相互支持、彼此依靠,共同度过这段恢复期。

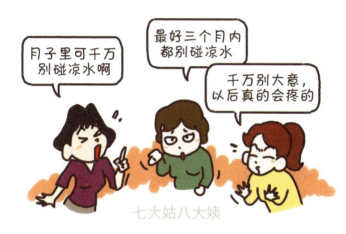

五、产褥期清洁小妙招

01. 产褥期清洗外阴,避免细菌感染

大部分产妇都想知道在产褥期如何清洗外阴?有的产妇无法保证天天洗澡,尤其是产褥期处在冬季的产妇。但是不进行外阴清洗又担心会不卫生,影响身体健康。那么,产妇究竟该如何进行外阴清洗呢?

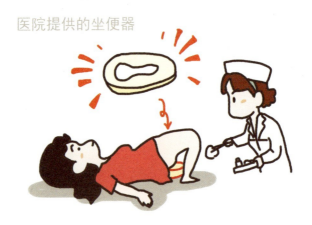

医院提供的坐便器

外阴清洗主要根据产妇的分娩方式不同而有所区别。顺产的产妇不需要在医院卧床太久,只要正常休息并身体恢复良好即可出院。其判断标准就是产妇自己经历过一次小便后,是否和产前一样顺利、正常。如产妇身体恢复正常、良好,则私处的清洗可以自己进行,常见的方式就

是用温水或医院开具的中成药洗剂进行清洗。

相对于顺产，剖宫产的产妇在清洗外阴方面相对麻烦些。一般情况下，剖宫产的产妇需要在医院进行为期一周的恢复，在这段时间内护士会帮助产妇进行外阴清洗，使用的是医院专用的消炎药水。这时产妇可以进行学习和了解，出院后自己也使用同样的方法冲洗。

在日常生活中，产妇也要注意外阴清洁。例如，在每次便后（小便和大便）最好都用温水冲洗外阴，降低细菌滋生的可能性。产妇还要保持良好的心态，在照顾好宝宝的同时也要照顾好自己。

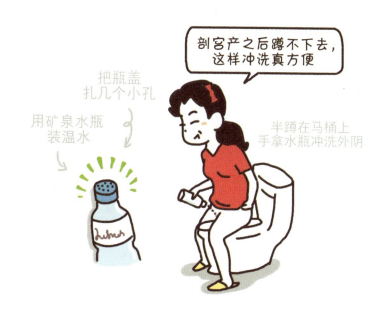

02 产褥期洗澡有方法，避免造成伤口感染

产后，李小姐和婆婆因为洗澡问题而出现了争执。李小姐觉得自己从生产到现在已经将近半个月没洗澡了，天气越来越热，不仅身体不舒服，而且身上开始散发出不好闻的味道了。而婆婆则认为在产褥期任何风险都要规避，既然以前女性坚持的产褥期不洗澡就应该坚持，不能任由儿媳妇的性子来。那么究竟在产褥期可不可以洗澡呢？

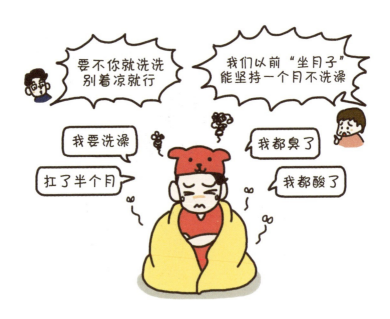

产妇在产褥期洗澡有可能感染风寒。分娩后,产妇的骨盆关节都已经打开,身体的各个关节也变得松弛,一旦受凉、感染风寒对产妇的身体会造成很大的伤害。但是,产妇身上混杂着奶水、汗水和恶露等,洗澡可以保持皮肤清洁,减缓产妇身体的不适,避免各种液体混杂造成细菌感染。所以,在产褥期是可以洗澡的,但是要保证洗澡环境温暖、舒适。

夏季洗澡时,应保证浴室内空气流通,温度保持常温即可,春、秋、冬三季则要保证浴室温暖、避风,水温保持在40℃左右。此外,产妇在洗澡时最好选择淋浴,时间为5~10分钟,并且淋浴后要迅速擦干并穿好衣服。

在这里需要特别提醒,会阴有伤口或撕裂较严重、腹部有刀口的产妇,一定要等到伤口愈合再进行淋浴,避免造成伤口感染。

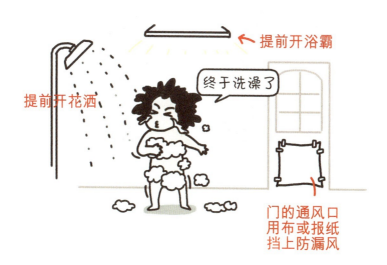

03 产褥期要刷牙,保持卫生清洁

有一种说法认为,产妇在产褥期尽量不要刷牙,其实这种观点并不正确。一般来说,清洁牙齿和牙周最重要的方式就是刷牙。在日常进食后,食物残渣会残留在牙齿间及牙与牙龈的缝隙间,如果不及时清除则会滋生出细菌,引发牙周炎,甚至影响牙齿本身的健康。产妇在产褥期如果一直不刷牙则可能会造成牙周疾病,再加上产妇此时身体的抵抗力减弱,口腔细菌的侵扰可能还会引发其他感染。

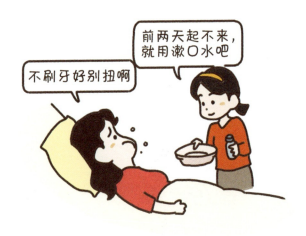

在产褥期,为了身体的尽快恢复,产妇会食用很多富含维生素、高糖分和高蛋白质的营养物质,这些食材的残渣停留在牙缝间,滋生出的细菌对牙齿的伤害是很大的。因此,为了产妇的身体健康,产褥期不但

应该刷牙,而且更要加强口腔护理和保健。

① 产妇早晚要进行刷牙,但是要使用温水,并且保证餐后及时漱口。

② 产妇在使用漱口水时要注意用法用量,可以征求医生的建议,避免使用不当而没能完全发挥出漱口水的清洁、消炎作用。

在这里要特别提醒产妇,在漱口水的选择上不要疏忽大意。一般而言,漱口水有保健型和治疗型两种。要去正规药店购买漱口水,并且要表述清楚。产妇应该使用针对治疗口腔疾病的漱口水,如可以预防、控制牙周发炎的漱口水。

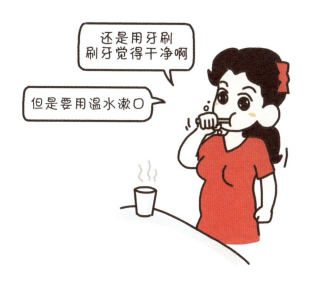

第二节

完成身体恢复，加快恢复进程

一、产褥期饮食助力产后恢复

01. 产褥期饮食分阶段更科学

产褥期，产妇体内雌激素下降，身体虚弱，肠胃蠕动较慢，对食物的消化和吸收功能尚未完全恢复。因此，产褥期的饮食需要根据产妇的肠胃吸收能力和身体恢复情况来合理搭配。

产后第一周，产妇主要进行体力的恢复。此时，产妇的肠胃蠕动和消化功能都较弱，可以吃易消化、高营养的食物，如鸡蛋、小米、猪肝等。

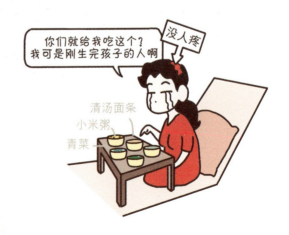

产后第二周,产妇主要进行气血的调理。此时,家人可为产妇准备一些可以补气补血的食物。如果产妇下奶困难,则可以在此阶段食用一些有利于哺乳的食物,如猪蹄汤、花生、鲫鱼汤等。

产后第三周,产妇在保证自身营养的同时更要关注宝宝的健康。在食物的摄取上要以高质量的蛋白质为主,特别是进行哺乳的产妇,应多食用牛奶、鸡蛋、坚果等。对于进入产后第三周但体质仍然较虚弱的产妇来说,选择食物时尽量避免苦瓜、黄瓜等。

经历了产后前三周的营养补充,很多产妇可能都会有"吃不动"的感觉,但无须担心,进入产后第四周的产妇可以补充一些膳食纤维了。蔬菜的摄取安排在此周最合适,如黄豆芽、莲藕、萝卜等。

产褥期的产妇可能还会出现便秘、食欲不振等身体不适现象,此时可以咨询医生,选择适当的食物和适当的运动,有助于缓解产妇的种种不适。

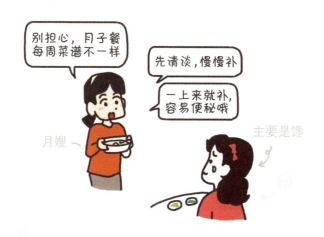

02 产后恢复慢慢来，养好身体脱胎换骨

产后恢复是指产妇在生完宝宝后将身体恢复到孕前的状态。产妇在分娩后体质虚弱，需要一定时间的保养和恢复。产后恢复主要包括乳房恢复、骨骼恢复、体形恢复等。

自然分娩的产妇在产后 24 小时即可完成乳房恢复，而剖宫产的产妇需要的时间更长，一般需要 48 小时才可以完成乳房恢复。此外，自然分娩后导致的骨盆变宽和产道扩张，也需要进行恢复。一般而言，在产后两周开始进行骨盆和产道恢复，在这段时间产妇可以咨询医生，选择合适的方法加速恢复进程。

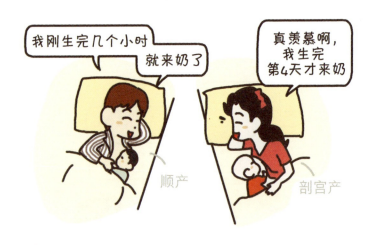

体形恢复需要一个较长的过程。产妇对体形恢复不可操之过急，在保证为宝宝提供正常哺乳的前提下才可以进行适度瘦身，切不可影响哺乳，既损害自己的身体健康也不利于宝宝成长发育，最好是在哺乳期结束后再进行体形恢复。

产后恢复的时间因个人体质不同而有所差异。有的产妇体质较虚弱，需要较长的时间进行产后恢复，而有的产妇体质强壮，恢复的时间就较短。对此，产妇不要过于担心和忧虑，只要注意营养平衡，在不影响自身健康和哺育宝宝的情况下，经过一段时间的调理，都能恢复得很好。

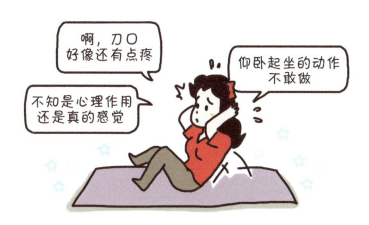

03 产褥期吃水果有选择

王小姐特别喜欢吃水果,但是王小姐的丈夫觉得吃很多水果不利于王小姐的产后恢复,也会影响哺乳,为了避免这种情况的发生就不让王小姐吃水果。王小姐特别苦恼,一方面担心吃水果会影响哺乳,另一方面又特别喜欢吃水果,总是嘴馋。那么,在产褥期到底该不该吃水果呢?

在产褥期,产妇吃水果是有好处的。首先,产妇从水果中可以获取丰富的维生素、矿物质、膳食纤维、果胶和有机酸等营养;其次,水果能够增加食欲,促进肠胃蠕动,有助于消化吸收;最后,水果能够补充产妇所需的膳食纤维,预防便秘。

比较适合产妇吃的水果有香蕉、红枣、苹果、猕猴桃、木瓜、菠萝和橄榄等。虽然吃水果的好处很多,但是在产褥期吃水果也要注意:

① 避免吃生冷的水果,如西瓜、火龙果、柚子、梨等。有的产妇特别喜欢吃低温食物,可以将少量的水果放在热水中浸泡一会儿再吃,降低低温食物对产妇的刺激和伤害。

② 水果的摄入要适量，不要食用过多，食用过多不仅不利于产妇的身体健康，也不利于乳汁分泌。

③ 食用水果的时间应在两餐之间，有利于促进消化。

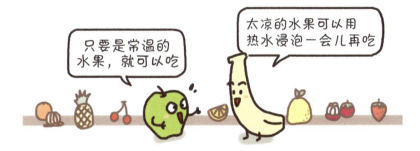

04 产褥期吃盐要适量

很多产妇都想知道产褥期饮食可不可以放盐。其实,在产褥期,食盐的摄入量是有严格限制的。如果摄入的食盐过多,会增加肾脏的负担,同时过量摄入食盐也会导致血压升高,不利于产妇的身体恢复。

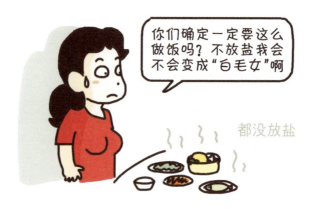

食盐的摄入要适中,太少会引起身体不适,太多会造成伤害,只有摄入适量的盐才有利于身体健康。产妇每天摄入的盐量最好控制在 3~5 克。那么,产妇在产褥期摄入的盐量该如何分配呢?

产妇在产后第一周的饮食需要坚持开胃的原则,以清淡饮食为主。产后第一周的产妇身体较虚弱、胃口也较差,此阶段饮食尽量以清淡为主,少放盐或不放盐。进入产后第二周,产妇可以进行适当的营养补充、调理气血,补充维生素。此时,可以在烹饪中加入适量的食盐来增加食物的味道。在分娩半个月后,产妇可以食用一些有利于乳汁分泌的食物,如猪蹄汤。但从科学喂养的角度来讲,这类食物应尽量少放食盐。

总之,产褥期适度地摄入食盐对产妇是有好处的。盐中的微量元素是产妇身体所需的物质,如果缺少会产生很多不适,而摄入过多又会造成身体负担。因此,只要掌握好盐量,产褥期是可以摄入食盐的。

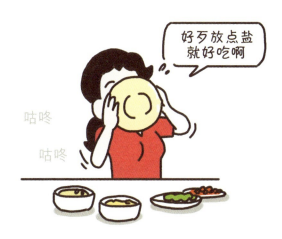

05 产褥期不宜大补，营养补充需适量

李小姐和妈妈最近因为产褥期的饮食问题而产生了分歧。李小姐的妈妈每天都让李小姐吃大量的食物，每天要吃十几个鸡蛋，还要喝鸡汤、鱼汤等。刚开始时李小姐没觉得不适，但时间一长她发现自己的体重不断增加。李小姐觉得饮食合理、不缺营养就行了，食用过多会给身体增加负担，而且也不利于体形的恢复。李小姐的妈妈觉得生宝宝本身就耗费了很多的能量，产褥期要赶紧补回来。

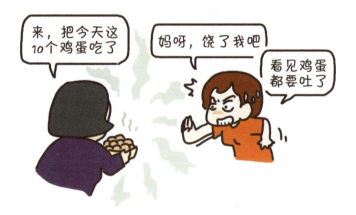

分娩结束后，产妇的身体较虚弱，需要补充营养调理身体，但是过度补充可能会事倍功半。特别是在产后的第一周和第二周，产妇的胃肠蠕动还未恢复正常，如果此时就进行大补不仅不利于营养物质的消化吸

收,还可能造成排便困难、体重增加。

　　合理饮食才是最重要的。只吃大鱼大肉不利于身体健康,均衡搭配、少食多餐、不挑食,蔬菜、水果、肉类都食用才能收到良好的调理效果。

　　如果营养补充过量,会导致大量的代谢产物堆积在体内排不出去,不利于产妇的身体健康。产妇在分娩时流失的体液以及乳汁的分泌需要补充大量的水分,因此,产妇在产褥期更要注意水分的补充。

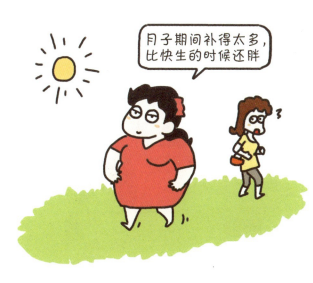

二、产褥期体形恢复

01. 产褥期瘦身应科学适当

为了胎儿的成长发育,准妈妈在孕期会积极进食,补充营养,经历一整个孕期,准妈妈的体重会急剧增加。分娩结束后,进入产褥期的产妇主要是进行身体恢复。如果在身体尚未完全恢复时就开始减肥,会在无形中损害产妇的身体健康,影响到产妇的产后恢复。

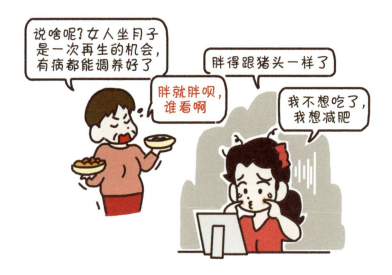

一般而言,产后瘦身的最佳时期是在产后 6 个月到 12 个月之间,这段时间是减重的黄金期。可以通过体育锻炼和调整饮食来进行产后瘦身。

① 通过运动进行产后瘦身。适当的运动可以促进新陈代谢、加速脂肪分解、消耗体内多余的热量。产妇可以在每次餐后进行30分钟左右的散步。

② 注意合理膳食。合理膳食是有效的瘦身方法，产妇可以多食用膳食纤维含量高的食物，如谷物等。

有的产妇为了达到快速减重的效果，会选择吃一些具有瘦身、减肥功效的药物。虽然这种瘦身方式见效较快，但不建议产妇使用，应该采用科学、合理的方式来完成产后瘦身。合理膳食加适量运动会达到事半功倍的效果。

虽然分娩结束宝宝出生，但是产妇的体重要想恢复到怀孕前的状态也不是一件容易的事，需要投入时间和精力。对于产妇来说，产褥期是一次再生的机会，不要急于减重，身体恢复才是最重要的。

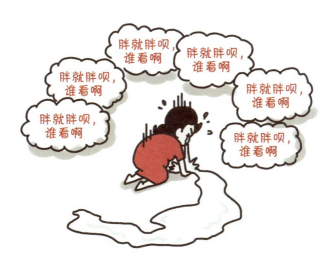

02 产褥期适当运动,加快身体恢复

大部分产妇因为产后身体虚弱而在产褥期一直卧床休息。其实,适当的运动更有利于身体的血液流通,加快新陈代谢。锻炼腹部和骨盆附近的肌肉群,有助于产妇身体功能的恢复。

那么,产妇在产褥期可以做哪些运动呢?这些运动主要包括护颈运动、呼吸运动、会阴收缩和提臀运动等。

进行护颈运动时,在保证大部分身体不动的情况下,产妇仰卧在床上,把头部抬起来,将下颌靠近胸部,反复进行训练可以达到锻炼颈部的目的。

呼吸运动主要是为了加强对腹部肌肉的锻炼,采用腹式呼吸的方式进行,可以增加腹部肌肉弹性,避免肌肉松弛。产妇仰卧在床上,紧闭嘴巴,用鼻子进行吸气、呼气,达到腹式呼吸的效果。

为了保证夫妻生活质量,产妇可以通过会阴收缩运动来增强盆底肌的恢复。吸气并锁紧会阴和肛门周边的肌肉,闭气两三秒后,慢慢呼气放松。

在身体条件允许的情况下,产妇可以躺在床上,把左腿弯曲,脚跟触及臀部,大腿靠近腹部,再伸直后放下,左右交替进行,完成提臀运动。

虽然产褥期进行适当的运动对产妇是有好处的,但是也要因人而异。如果身体没有恢复好,就强行运动是不利于身体健康的。因此,产妇要根据自己的实际情况适当调整。

做力所能及的床上运动

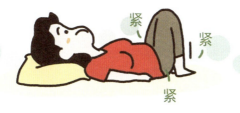

03 疤痕祛除不要急，爱的纪念也美丽

很多产妇都关心如何祛除剖宫产疤痕。最常见的有激光祛疤痕和手术祛疤痕两种方式。

激光祛疤痕是通过给身体注射抑制网状纤维增生的药物，并同时配以特定波长的染料脉冲激光照射，进而修复增生疤痕，使疤痕逐渐变细。一般而言，通过激光祛除的疤痕最终会修复成一条细线状痕迹。

手术祛疤痕主要适用于那些比较难看或因感染、异物等所引起的肥厚疤痕组织。这种方式主要是通过美化设计的方法来达到改善疤痕的目的。任何一种祛除疤痕的方式都需要产妇和相关专业人士共同研究决定。

在这里要特别强调的是，虽然产妇对于疤痕祛除的期望很高，但是不可操之过急，要先认真地做好伤口护理。一方面，如果伤口没有护理好可能会导致伤口愈合速度较慢，容易细菌感染，日后留下的疤痕更加明显且难以祛除；另一方面，如果没有做好伤口护理则可能会出现疤痕增生，色素沉淀增加，影响美观。

生育宝宝是一项伟大的"工程"，剖宫产疤痕也是伟大的象征。产妇只要保持好心态，正视疤痕，不要过于焦虑，消极的影响反而会降低。

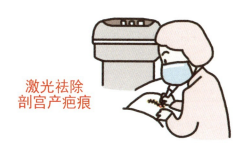

激光祛除
剖宫产疤痕

04 淡化妊娠斑的小妙招

准妈妈在雌激素的作用下脸部出现的深褐色斑片被称为妊娠斑。在妊娠期,有的准妈妈在雌激素的刺激下引起黑色素细胞分泌黑色素,并且在雌激素的作用下黑色素发生了扩散和转移,形成妊娠斑。一般情况下,妊娠斑会随着体内雌激素水平的恢复而慢慢消失,恢复到孕前状态,大家不用过于担心,可以采用以下方式来淡化妊娠斑。

① 保证良好的心态,不要过于紧张和忧虑。过大的心理压力和思想负担反而会加速体内内分泌的紊乱,要相信只要通过科学的、适当的方法就一定能够恢复到孕前状态。

② 产后妊娠斑难以消退主要是由于产妇体内雌激素分泌变化而导致的。为了保证内分泌的正常,产妇需要注意休息,保证睡眠时间充足,高质量的睡眠状态可以使产妇的内分泌处在正常的状态下,为祛斑奠定良好的生理基础。

③ 避免食用辛辣、油腻的食物,在饮食上可以多食用富含维生素和蛋白质的食物,如番茄、花生等。

④ 选择适合自己的护肤产品,避免在阳光下暴晒。产妇的皮肤处于较敏感、脆弱的状态,尽量少做伤害肌肤的事情,如化妆等。

对于产妇来说，产后祛斑是一个较大的困扰，但也不要过于忧虑和担心，现在的护肤科技如此发达，淡化妊娠斑不是一件难事。

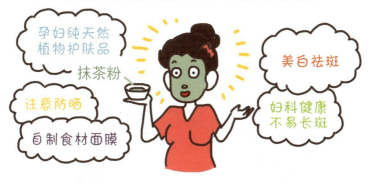

05. 产后淡化妊娠纹,沙滩泳衣任性穿

经历十月怀胎的艰辛生下宝宝,妈妈沉浸在巨大的喜悦中,同时,发现自己身体上出现一些变化,如妊娠纹。那么,在产褥期可以采用哪些方法来淡化这些影响美观的妊娠纹呢?

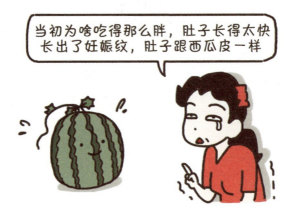

妊娠纹是由于准妈妈在孕期皮肤弹性纤维损伤或断裂而导致的。因此,可以用针对恢复皮肤弹性、修复受损的皮肤弹性纤维的方法来淡化妊娠纹。

① 通过食物淡化妊娠纹。为了增加皮肤的弹性，产妇在饮食上可以多食用一些有助于增加皮肤弹性的食物，并且多食用一些富含膳食纤维的蔬菜、水果来提高皮肤的新陈代谢，促进妊娠纹的淡化。

② 适度的运动。长期卧床会造成脂肪堆积，不利于产妇体形的恢复，适当的运动可以促进身体的新陈代谢，加速代谢物的排出，起到紧致皮肤的作用，更有利于妊娠纹的淡化。

③ 如果想要进一步淡化妊娠纹，可以选择专门针对妊娠纹的产品或康复机构进行治疗，但一定要咨询专业的医生，不要自己决定。

产妇要保持良好的心态，不要因为身体的不适或体形的问题而出现烦躁、郁闷的情绪，这不利于产后恢复。

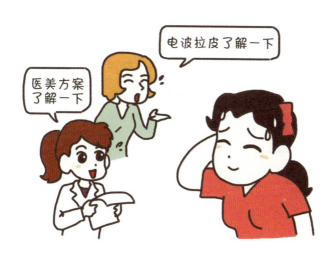

产后收腹带,你用对了吗

为了体形的尽快恢复,很多产妇会使用收腹带来帮助塑身。那么,产褥期是否可以使用收腹带呢?

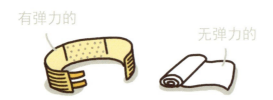

有弹力的　　无弹力的

在孕期,随着胎儿的不断发育准妈妈的身形出现了较大的改变。虽然在分娩完成后子宫会逐渐恢复原状,但由于孕期固定子宫的韧带伸展过度,会令产妇在产后有腹部下坠的感觉。相对于剖宫产,顺产产妇的产道及周围肌肉会因为分娩时的过度伸拉而出现弹性下降的情况。此时产妇用收腹带帮助收腹,不利于肌肉弹性的恢复,甚至会阻碍子宫恢复,严重的还会引起子宫下垂、盆腔炎等症状,从而影响身体健康。

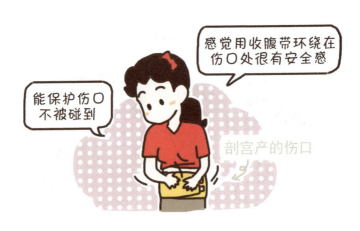

感觉用收腹带环绕在伤口处很有安全感

能保护伤口不被碰到

剖宫产的伤口

虽然不建议产妇在产褥期使用收腹带，但是在某些情况下是可以使用的。例如，剖宫产后为防止因肢体动作过大而出现伤口撕裂的情况，产妇在产后第一周可以使用收腹带来裹住伤口，促进伤口愈合，待伤口愈合后就可以取下收腹带了。

在这里特别提醒大家，虽然保持体形很重要，但是不要强行进行收腹塑形，要根据自身的实际情况选择适合自己的方式，切不可急于求成，不仅不能达到塑形的目的，还引起其他不良反应，造成严重后果。

产妇只要保持积极乐观的心态，正确应对，那么体形的恢复就只是时间的问题，在产褥期认真做好身体机能的恢复才是最重要的。

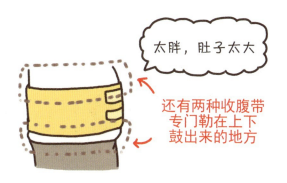

07 产后骨盆疼痛有可能是尾骨骨折或耻骨联合分离

生完宝宝的王小姐本来是很高兴的,但是在生产后的第5天王小姐觉得身体不适,特别是骨盆疼得厉害,走路、坐着、睡觉,甚至翻身都觉得疼痛难忍。这可急坏了王小姐和家人,本来度过了孕期,王小姐和家人都以为能松一口气了,没想到王小姐会出现骨盆疼痛的情况。

其实这种情况在产妇中并不少见。造成产后骨盆疼痛的原因主要包括尾骨骨折、耻骨联合分离等。

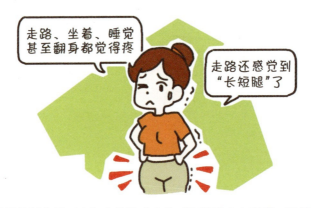

尾骨骨折多见于产妇在仰卧或坐位时肛门后上方疼痛;耻骨联合分离症状表现为耻骨联合部位疼痛,局部受压后疼痛感更加明显,严重的话甚至会影响夫妻生活。

骨盆疼痛对产妇的伤害是很大的,但不必过于忧虑,只要听从医生的建议治疗,都能得到缓解。为了避免出现产后骨盆疼痛的情况,可以采用以下方式进行预防。

① 合理饮食，均衡营养。不要补充过多的营养物质导致胎儿过大进而造成准妈妈耻骨联合分离，为产后骨盆疼痛埋下祸根。

② 正确选择分娩方式。建议胎儿巨大、产程较长的产妇采用剖宫产分娩。此外，采用顺产分娩的产妇要采用正确的分娩姿势，配合医生达到事半功倍的效果。

③ 适当锻炼，增强肌肉韧带的张力。即使出现了产后骨盆疼痛的现象也不要过于忧虑，而应注意休息，积极治疗。

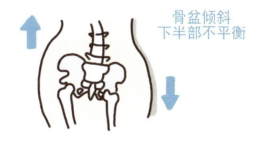

骨盆倾斜
下半部不平衡

三、产褥期避免夫妻同房

产褥期同房隐患多

十月怀胎的艰辛虽然随着宝宝的出生而稍有缓解,但是随之而来的夫妻同房问题也煎熬着王小姐和她的丈夫。如果在产褥期开始性生活不知道会不会影响王小姐的身体健康,但是长时间的夫妻疏离也让王小姐夫妻倍感煎熬。那么,究竟产褥期该不该同房呢?

产妇在分娩结束后,身体还比较虚弱,特别是子宫还没有完全恢复。因此,生完宝宝后夫妻不应马上同房,应该在产妇的子宫完全恢复后,再根据女性的身体状况来安排夫妻生活。否则,如果急于同房会影响产妇的子宫恢复,易造成阴道及子宫的感染。

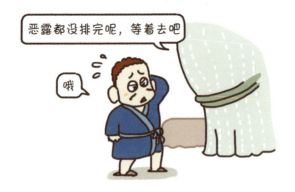

无论是顺产还是剖宫产，子宫恢复都需要一段时间。只是相对于剖宫产，顺产的产妇子宫恢复的时间稍短一些，但也需要两个月左右。此外，还要提醒夫妻双方，如果进行性生活时未采取避孕措施，是存在一定风险的。当女性的子宫恢复正常且月经正常时，不采取避孕措施的性行为可能会导致怀孕。因为，此时女性的排卵功能已经恢复正常了，夫妻如果没有再次生育宝宝的需求，那么，一定要在首次同房时就采取避孕措施，以免发生意外。

建议夫妻在产褥期不要同房。因为产妇体质虚弱，而且要为宝宝哺乳，会耗费大量精力，此时同房，产妇不会有太高的兴致反而会影响夫妻感情。并且，产褥期同房也不利于产妇的产后恢复和身体健康。

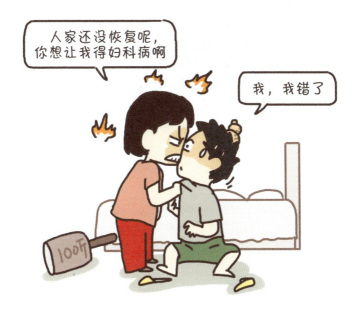

02 顺产后多久能同房

分娩结束后,夫妻共同面对的一个问题就是什么时候能同房?通常要在产妇卵巢功能完全恢复后才可以考虑性生活,子宫内膜的恢复时间大约为 6~8 周,待卵巢功能恢复、女性月经回潮结束后,就可以进行性生活了。但还是要根据女性的身体恢复情况来决定,如果女性产后的身体状况较虚弱,并且子宫恢复得不好,就应该延迟同房时间。而对于产后恢复较好、身体机能正常的女性则可以将产后同房的时间适当提前。

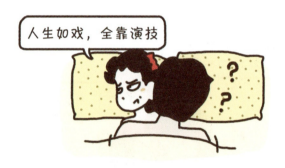

夫妻双方不能因一时冲动而对女方造成伤害。如果女性的身体尚未恢复完好就强行进行性生活,则可能会导致女性患上阴道炎、子宫内膜炎等妇科疾病。因此,为了女性的身体健康,要等到子宫恢复完好后再进行性生活。

夫妻在同房时也要注意分寸，动作不仅要轻柔舒缓，也要保证卫生，房事前后应做好清洁，避免细菌感染。此外，夫妻在产后同房时最重要的也最容易忽略的事就是避孕。一般而言，女性在顺产后3周左右同房就有怀孕的可能，因此采取避孕措施是很有必要的。避孕方法主要包括安全期避孕、避孕套、体外射精等。由于女性要对宝宝进行哺乳，因此，要在不影响哺乳的情况下选择适合自己的避孕方法。

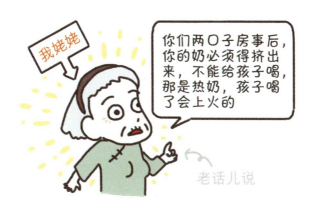

03 剖宫产后多久能同房

相对于顺产,经历剖宫产的产妇产后恢复的时间更长,性生活的恢复时间自然也要随着产后恢复时间而调整。通常情况下,剖宫产伤口的恢复需要 3 个月的时间。

一般来说,女性在产后 2 个月内都会出现暂时性的性欲低下的现象,这可能是因为雌激素分泌减少,再加上身体多方面的不适而造成的适应性反应。因此,过早同房既不利于女性的身体恢复,又不利于夫妻间的情感体验。从夫妻感情的角度来说,在女性对性生活兴致恢复时同房效果更好。因此,同房时间最好在女性产后恢复 3 个月之后。

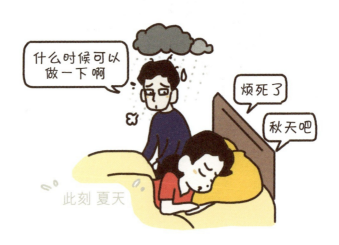

① 在打算同房前，女性最好先进行产后体检，经医生确认身体恢复后再同房。

② 如果女性子宫颈和阴道口的分泌液相对减少，那么在同房时，丈夫的动作就要轻柔，多安抚妻子，不要过于急躁，否则容易伤害到女性，也可以使用润滑剂，增加舒适度。

③ 做好避孕工作，避免在产后子宫尚未完全恢复时再次受孕，这对女性的伤害是很大的。

为了增进夫妻感情，丈夫可以营造一种较温馨的氛围，促进性生活的良好进行。

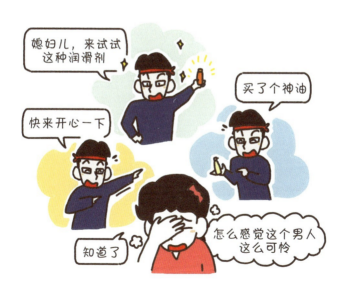

04 顺产后阴道松弛怎么办？努力抓紧"性福"

产妇在生产的过程中，阴道扩张，伴随着宝宝的挤压，使扩张进一步加大。同时，产妇在用力分娩时会破坏阴道附近肌肉的弹性，阴道扩张加上肌肉弹性下降造成了产妇阴道的松弛，不仅是顺产的产妇，剖宫产的产妇也同样会出现阴道松弛的情况。

可以采取以下措施来修复阴道松弛。

① 使用缩阴产品修复分娩过程中受损的阴道弹性纤维。采用母乳喂养的产妇，在选择缩阴产品时要选择无副作用并且不会影响哺乳的产品。

② 通过缩阴运动来提高阴道收缩能力。通过收紧肛门的运动方式加强盆腔底部肌肉的力量，产妇可以反复进行肛门上提收紧然后放松的运动，每次收紧时间间隔3秒。通过一段时间的锻炼，产妇的阴道就可以提高收缩能力，阴道弹性能够恢复到产前状态的80%以上。

③ 为了保证阴道恢复，产妇要注意平衡饮食，补充营养，尽量不要采用节食的瘦身方式，这既不利于哺乳，也不利于阴道恢复。因此，要在饮食上增加一些富含维生素的食物，如鸡蛋、牛奶、鱼类和菌类等。这些食物在补充人体能量的同时也有利于身体的恢复，多食用五谷杂粮可以增加阴道的黏膜弹性和含水量，有利于阴道的修复。

只要坚持进行阴道缩紧的运动,一定会使阴道恢复到较好的状态,大家不用过于忧虑,应放松心态,积极应对。

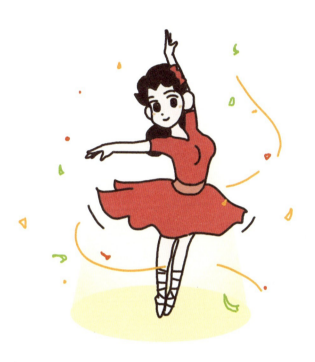

四、产褥期情绪调节

01

不让产后流过多的"泪"

产妇在产褥期身体虚弱再加上哺乳宝宝,难免身心俱疲,过度劳累,容易出现产后流泪的情况。出现产后流泪时,产妇往往并不在意,但产后流泪的危害不可忽视。

产妇因为情绪宣泄偶尔流泪并无大碍,但长时间流泪就要引起高度重视了。在产褥期流泪不仅伤害产妇的眼睛、不利于产后恢复,也会影响母乳的正常分泌,而且产妇流泪时所产生的消极情绪也会传递给宝宝,长此以往会影响宝宝的健康发育。

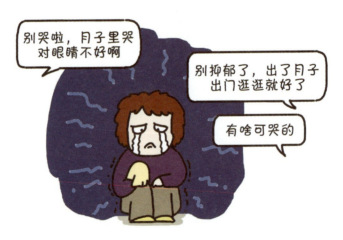

在产褥期产妇如果出现产后流泪的现象则可以采用以下方式来缓解。

① 为降低产后流泪对产妇造成的伤害，可以用热毛巾敷在眼睛上，来缓解眼睛疲劳。如果眼睛出现干痒的症状，则可以采用滴眼药水的方式来缓解眼睛不适，但是需要先咨询专业的眼科医生。

② 保证充足的睡眠。良好的睡眠可以有效地降低产后流泪对产妇身体的伤害。

③ 调整好心情，如果产妇一直深陷在消极情绪中不能自拔，那么，各种外力的作用都是无济于事的。产妇在产褥期要多和家人或有经验的妈妈交流沟通，缓解压力，不要一直沉浸在负面情绪中，及时调整情绪，保证自己心情愉悦，这才是治标又治本的方法。

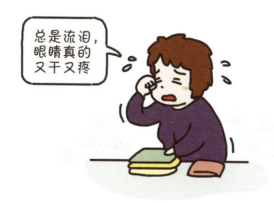

02 向产后抑郁症说"不"

产后抑郁症是指产妇在分娩后出现情绪低落、快感缺失、担心多虑、烦躁易怒等情绪感受，常表现为悲观绝望，严重时会失去生活自理能力和照顾宝宝的能力，甚至出现自杀轻生的现象。

患有产后抑郁症的产妇一般在分娩后 6 周内出现第一次病症，常以抑郁、疲惫、食欲不振、失眠和焦虑为主。产后抑郁症的产生是多种因素的共同结果，包括各种心理压力、社会压力、家庭压力。如果产妇天生比较敏感，在多重压力的作用下会感到无力支撑。因此，就容易患上产后抑郁症。

对于产妇来说，产后抑郁症是较为特殊的心理疾病，不仅影响自己的心理健康，也会危害到宝宝的心理健康，产妇及其家人要高度重视。为了预防产后抑郁，可以采用以下方式来进行心理疏导。

① 调整自己的情绪状态。一旦发现自己的负面情绪较多时，产妇就要高度重视，要有一定的防御意识，不要任由消极情绪的发展，尽快调整到一个良好的心理状态。

② 寻求家人帮助。产妇可以向家人特别是丈夫寻求帮助，家人的支持和关心是最大的慰藉。

③ 积极治疗。产妇一旦发现自己患有产后抑郁症，不要逃避，要正确面对，科学治疗，及时寻求专业医生的帮助。

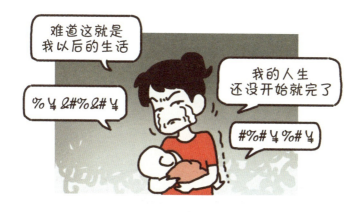

五、辅助方式加速恢复进程

01

产褥期长时间抱新生儿,不利于身体恢复

最近李小姐和老公因为抱宝宝的问题争论不休。李小姐觉得应该每天都要抱抱宝宝,给宝宝绝对的安全感,给宝宝足够的爱,因此总是长时间抱着宝宝。而李小姐的老公则觉得李小姐的做法并没有什么用处,在产褥期李小姐更重要的事情是恢复好自己的身体,长时间抱宝宝反而更耗费李小姐的精神,不利于其身体恢复。

经过十月怀胎,终于和宝宝见面了,出于母爱,妈妈总是对宝宝爱不释手,但在产褥期,能否长时间地抱着宝宝呢?

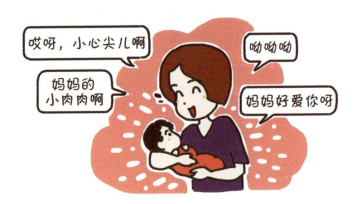

在产褥期长时间抱宝宝是弊大于利的。首先，刚出生的宝宝因为骨骼还没有完全发育好，不用总是将他抱在怀里，应给宝宝独立的空间自然生长，不需要时时刻刻都抱着他；其次，如果长时间抱着宝宝，可能会导致手痛，妈妈在产褥期最重要的事情是休息，避免过度劳累，所以，妈妈尽量不要在产褥期长时间抱着宝宝，否则会给身体造成过重的负担。

一般而言，产褥期经常抱孩子不会留下什么不良后果。顺产的妈妈可以在产后第三天开始尝试抱宝宝，剖宫产的妈妈最好在产后一周开始抱宝宝。同时，妈妈抱宝宝的时间不宜过长，并且剖宫产的妈妈在给宝宝喂奶时应采用侧卧的姿势进行。

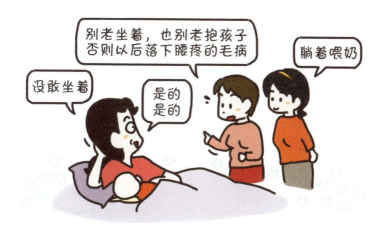

02 产褥期看电视，影响身体恢复

王小姐最近因为看电视的问题和妈妈大吵了一架，妈妈觉得王小姐刚生完宝宝，在产褥期应该好好休息，不可以过度劳累。而王小姐觉得产褥期特别无聊，宝宝总是睡觉，自己都快抑郁了，看看电视反而能舒缓一下情绪。妈妈和王小姐的说法都有道理，那么究竟产褥期该不该看电视呢？

在产褥期，大部分的产妇除了吃喝拉撒、恢复身体以外，大多数时间都是无所事事的，为了打发时间，就萌生出看电视、玩手机的想法了。

其实，在产褥期产妇看电视是有一定风险的。因为无论是顺产还是剖宫产的产妇，生产后的视网膜都会出现水肿。如果在视网膜水肿尚未完全消退时就看电视，会加重水肿情况，轻则导致眼睛疲劳，重则造成视力下降。因此，建议产妇一定要在视网膜水肿完全消退后再开始看电视，视网膜恢复的时间大约为两周。虽然两周后产妇可以看电视了，但是看电视的时间也要有所控制，每次最好不要超过15分钟，并且应每间隔15分钟就适当休息双眼。

分娩后，由生产带来的疼痛和疲劳都尚未消退，产妇此时身体比较虚弱，还要承担喂养宝宝的重任，需要好好休息，不应过度耗费精神。因此，不建议产妇在产褥期看电视。

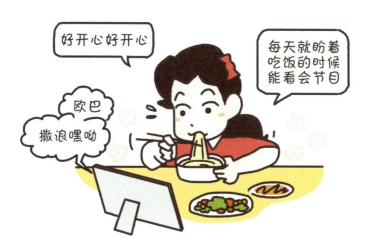

03 别偷懒，产后检查要按时进行

为了产后恢复和身体健康，产妇需要定期进行产后检查，包括常规检查和特殊检查。

常规检查主要包括妇科检查、血压检查、盆底检查、体重检查、血和尿常规检查、腹部检查和乳房检查等。妇科检查的重点是产妇盆腔器官恢复的情况；血压检查能够预见产妇身体上的一些变化；盆底检查主要是核查盆底肌肉、神经的损伤；体重检查则可以监测产妇的营养摄入情况和身体恢复情况。

特殊检查主要包括新生儿喂养、产后避孕等。在新生儿喂养的检查中，主要针对产妇的奶水质量进行核查。通过奶水质量的核查，一方面可以了解产妇的营养情况；另一方面也能预测宝宝缺乏的物质有哪些。产后避孕也是产妇需要担心和考虑的问题，应询问妇产科医生的意见，结合自己的实际情况，选择适合的避孕方法。

产后检查极为重要，需要加以重视，以免影响身体健康。通常来说，产后检查的时间一般在产后42~56天，产后检查是产妇了解自己身体状况的一个重要方式。

产妇可以通过产后检查来判断自己身体的恢复程度，为了自身的健康，要按时进行产后检查。

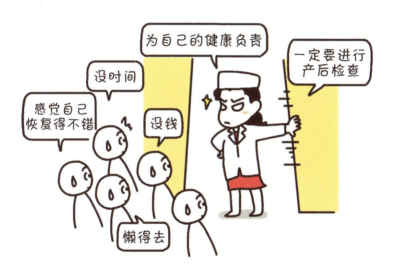

04 产褥服选得好,产褥期更舒适

产褥服是指产妇在产褥期需要穿的衣服。相比于普通衣服,产褥服的面料更轻柔、宽松且富有弹性。新生儿的眼球还未发育完全,为了适应宝宝的眼球发育状况,产褥服的颜色主要以浅色为主。产褥服除了长衣长裤以外,还包括产褥鞋、束腰带、哺乳服、袜子等。

有需要的产妇可以根据自己的实际情况进行选择。产褥服的好处有以下三点。

① 产褥服通常使用纯棉等天然面料制成,保暖和透气性都较好,相对于普通衣服,产褥服更加保暖和吸汗,减少产妇在产褥期受凉的机会。

② 产褥服一般都采用前胸拼接设计,这种设计便于产妇哺乳,方便喂养宝宝。

③ 产褥服的设计可以满足产妇产后的特殊需求,如乳房保护、脚后跟保护等。

在选购产褥服时最好选择那些面料舒适、样式宽大、厚薄适中、尺寸合适、设计人性化、方便穿脱的。最好在生产前就选购好，根据自己的实际情况进行选取，可以货比三家，确保穿着舒服。毕竟在产褥期穿着舒服、方便，的确会减少很多麻烦。即使不选择产褥服，产妇在衣服的选择上也应以纯棉的宽松的长衣长裤为首选，鞋子也要舒适。

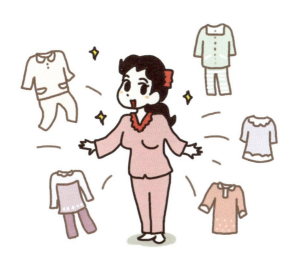

05 产妇的帮手——月子中心

月子中心是为产妇提供专业产后恢复的地方,也称为月子会所。月子中心会安排专业的营养师来帮助产妇调理产褥期饮食、进行体形恢复、母乳喂养等,并且也会安排专业的护士来照顾宝宝。

随着家庭经济水平的提升和人们产褥期观念的改善,月子中心逐渐成为很多产妇的选择,在专业人士的帮助下,产妇进行产后恢复的效果更好。

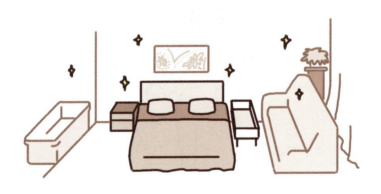

月子中心根据服务质量、服务设施等多种因素分成不同的价格等级,每个月收费少则几万多则十几万,服务设施越好,价格越贵。月子中心提供的项目主要包括产褥期饮食、宝宝护理、产妇的心理调节和体形恢复等。

月子中心主要针对家人没有能力和时间照顾产妇,并具备一定的经济基础且对于产后恢复的要求比较高的家庭。产妇可以根据自己的实际情况多衡量利弊,多比较后选择。

相比于传统的"坐月子"方式,目前可供选择的方式有很多,产妇不用担心,即使没有家人能照料也不必惊慌,可以选择去月子中心。既可以为忙碌的家人减轻负担,又可以为自己产后恢复提供良好的环境。月子中心是顺应市场需求而产生的场所,只是目前的服务费用相对较高并且需要提前预订。

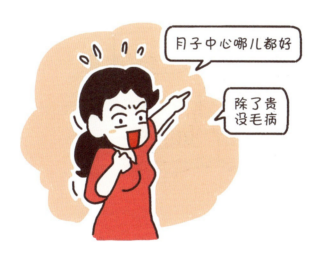

06 产妇的帮手——月嫂

相信很多产妇对于"月嫂"这个名字并不陌生,月嫂是指那些在产褥期对产妇和新生儿进行护理的人,也称为母婴护理师。

在产褥期,月嫂的大部分工作是围绕着照顾宝宝进行的,还有一小部分工作是要照顾产妇的,每日的工作时长大约为12小时。根据《母婴护理师岗位规范》及月嫂工资参考价位,初级月嫂最低工资价位是每月约4千元,高级月嫂最高工资价位接近每月1万元。产妇可以根据自己的实际情况进行选择。

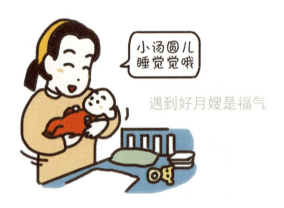

遇到好月嫂是福气

月嫂的工作事项主要包括帮助妈妈进行乳房护理、准备营养餐以及宝宝护理(如换尿布、洗澡、清洗婴儿用品等)。月嫂的主要工作是协助妈妈做好身体恢复和新生儿护理,但不是代替妈妈的工作。在这个过程中,妈妈也要积极地参与护理宝宝的过程,和宝宝建立亲密的依恋关系,重视母爱的传递。

即使有月嫂的帮助，妈妈也不要过于放松，应和宝宝一起玩耍、一起睡觉，给宝宝唱歌，和宝宝说话，培养和宝宝之间的感情。情感依赖是妈妈与宝宝在日常互动中培养起来的。并且，要正确看待月嫂，对其有清晰的定位。月嫂和保姆不同，月嫂80%的工作内容是照顾宝宝，20%的工作内容是照顾妈妈，并不包括打扫家务等工作。

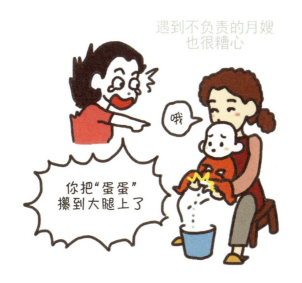

未经许可，不得以任何方式复制或抄袭本书之部分或全部内容。
版权所有，侵权必究。

图书在版编目（CIP）数据

轻松平安产褥期：从分娩到产褥 / 苗秀影，邬明朗编著；李思浔编绘. — 北京：电子工业出版社，2019.9
ISBN 978-7-121-36961-2

Ⅰ.①轻⋯ Ⅱ.①苗⋯ ②邬⋯ ③李⋯ Ⅲ.①产褥期－妇幼保健－基本知识 Ⅳ.①R714.6

中国版本图书馆CIP数据核字(2019)第125641号

策划编辑：栗　莉
责任编辑：张瑞喜
印　　刷：中国电影出版社印刷厂
装　　订：中国电影出版社印刷厂
出版发行：电子工业出版社
　　　　　北京市海淀区万寿路173信箱　邮编：100036
开　　本：880×1230　1/32　印张：6.25　字数：186千字
版　　次：2019年9月第1版
印　　次：2019年9月第1次印刷
定　　价：36.00元

凡所购买电子工业出版社图书有缺损问题，请向购买书店调换。若书店售缺，请与本社发行部联系，联系及邮购电话：（010）88254888，88258888。
质量投诉请发邮件至zlts@phei.com.cn，盗版侵权举报请发邮件至dbqq@phei.com.cn。
本书咨询联系方式：lily@phei.com.cn，（010）68250970。